의학박사 한의사의 치료 처방전

섬유근육통 체질을 바꿔야 낫는다

섬유근육통
체질을 바꿔야 낫는다
의학박사 한의사의 치료 처방전

초판 1쇄 인쇄일 2020년 7월 9일
초판 1쇄 발행일 2020년 7월 15일

지은이 조용건
펴낸이 양옥매
디자인 임흥순 송다희

펴낸곳 도서출판 책과나무
출판등록 제2012-000376
주소 서울특별시 마포구 방울내로 79 이노빌딩 302호
대표전화 02.372.1537 팩스 02.372.1538
이메일 booknamu2007@naver.com
홈페이지 www.booknamu.com
ISBN 979-11-5776-916-2 (03510)

이 도서의 국립중앙도서관 출판예정도서목록(CIP)은
서지정보유통지원시스템 홈페이지(http://seoji.nl.go.kr)와
국가자료종합목록시스템(http://www.nl.go.kr/kolisnet)에서
이용하실 수 있습니다. (CIP제어번호: CIP2020027755)

의학박사 한의사의 치료 처방전

섬유근육통 체질을 바꿔야 낫는다

조용건 지음

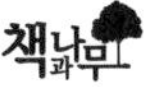

내가 외경심이 들도록 놀랍게 만들어졌으므로

당신을 찬양하니,

당신이 하신 일이 놀라움을 내가 잘 알고 있습니다.

시편 139:14

프롤로그

우리가 배를 타고서 태평양을 가로질러 남미에 있는 어느 항구까지 항해를 한다고 생각해 보자. 우리가 바닷속 지형과 암초가 자세하게 그려져 있는 해도는 갖고 있지만, 정확한 방향을 알려 주는 나침반을 갖고 있지 않다면 어떻게 될까? 우리에게 나침반이 없다면, 그 지도가 아무리 정확하더라도 우리는 그 지도를 올바로 이해할 수 없을 것이고, 결국 원하는 목적지에 안전하게 도착하지 못할 것이다.

섬유근육통과 서양의학의 딜레마

지난 30여 년간 서양 의학은 섬유근육통에 대해 많은 업적을 이뤄 왔다. 섬유근육통의 진단 기준을 만들었고, 섬유근육통 환자에게 만성 전신 통증이 발생하는 이유에 대해 근육 세포 차원에서뿐만 아니라, 면역계, 내분비계, 뇌와 척수를 비롯한 신경계에서 일어나는 변화에 관한 실험과 관찰을 통해 많은 지식을 축적해 왔다. 그런데 이런 많은 노력에도 불구하고, 섬유근육통의 확실한 원인을 알아내지 못하고, 치료에 있어서도 진통제를 사용해서 통증을 없애 주는 대증 요법 외엔 뾰족한 해결책을 내놓지 못하고 있다.

의료계의 상황이 이렇다 보니 섬유근육통 환자들도 혼란을 겪을 수밖에 없다. 내가 왜 이런 고통스런 병을 겪게 되었는지 명쾌한 해답을 듣지 못했을 뿐만 아니라, 처음엔 효과가 있는 것처럼 느껴지던 진통제가 이제는 더 많은 양을 복용해도 효과가 점점 떨어지는 것 같아서 마음은 초조해진다. 하필이면 내가 왜 이런 질병을 앓게 되었고, 또한 이 병에서 벗어나기 위해서 내가 무엇을 어떻게 해야 되는지 모든 것이 의문투성이다. 마치 나침반 없이 망망대해에서 표류하고 있는 쪽배에 타고 있는 것 같은 자신을 발견하게 된다. 도대체 뭐가 문제일까? 눈부시게 발전한 과학 기술과 의학이 지난 수십 년간 쌓아 온 연구 결과가 우리에게 섬유근육통의 정확한 원인과 치료 방법에 대해 뚜렷한 답을 알려 주지 못하는 이유는 무엇일까?

그 이유는 바로 섬유근육통이 신체의 한 부분의 문제가 아니라 몸 전체 시스템 이상에서 비롯된 문제이기 때문이다. 만약 섬유근육통이 어떤 장부나 기관의 이상에서 비롯된 병이라면, 혈액 검사나 소변 검사, 근골격 검사 같은 이화학적, 영상의학적 검사에서 이상 소견이 발견되겠지만, 대부분의 검사 결과는 정상 소견을 나타낸다. 이런 결과는 의사와 환자 모두를 당혹스럽게 만드는데, 증상은 분명히 존재하는데 검사 결과는 정상으로 나타나기 때문이다. 정확한 원인을 눈으로 확인할 길이 없으니, 원인 치료는 생각하지도 못하고, 그저 통증과 염증 제거에만 매달리게 된다. 우리를 더욱 두렵게 만드는 것은 이렇게 무조건 통증과 염증을 없애는 치료를 계속하다 보면 인체의 상처 회복 능력이 크게 손상될 뿐만 아니라 나중에 더 심한 통증과 염증이 발생하면서 섬유근육통 치료를 더욱 어렵게 만든다는 사실이다.

이로운 증상과 해로운 증상

만약 어떤 건물에 불이 나면, 그 건물에 있는 사람들은 큰 혼돈에 빠져들게 된다. 불을 낸 사람, 불에 상처를 입은 사람, 불을 끄려는 사람, 구경하는 사람이 뒤엉켜서 누가 누군지 구분하기 어렵다. 그렇지만 각각의 사람들이 하는 행동과 그 결과를 세밀하게 관찰해 보면 누가 우리 편이고, 누가 우리의 적인지 알게 된다.

마찬가지로 섬유근육통은 인체를 움직이는 7개 이상의 시스템에 연쇄적으로 문제가 발생하면서 다양한 증상을 일으키는데, 근육 조직이 손상되면서 나타나는 증상, 손상된 근육을 치유하기 위해 인체가 일으키는 증상, 손상이 회복되면서 일시적으로 나타나는 증상이 혼재되어 발생하기 때문에 무엇이 이로운 증상이고, 무엇이 해로운 증상인지 구분하기가 매우 어렵다. 만약 이런 복잡한 상황 속에서 우리가 잘못된 판단을 내려 치유 과정 중에 나타나는 이로운 반응을 방해하는 치료를 하거나, 원인을 더욱 악화시키는 치료를 하게 되었다면 차라리 아무것도 하지 않고 그냥 방치해 두는 것보다도 더 나쁜 결과를 초래하게 된다. 그러므로 우리는 섬유근육통이 나타내는 증상을 감별하고 치료 방법을 선택할 때 매우 신중해져야 할 필요가 있다.

어떻게 이로운 증상과 해로운 증상을 잘 분별할 수 있을까?

인체를 하나의 살아 있는 유기체로서 전체적으로 바라보는 시각을 가져야 섬유근육통이 나타내는 여러 가지 복잡한 증상을 잘 이해할 수 있다. 인체는 각각의 부위가 독자적으로 작동하게끔 조립식으로 만들어지지 않았다. 인체 모든 부위는 서로 긴밀하게 협조하면서 하나가 되어 움직이도록 설계되었다.

우리가 길을 걷다가 돌부리에 발가락이 세게 채였을 때, 다친 건 발가락인데 왜 눈에서 눈물이 날까? 신경은 머리가 썼는데 왜 어깨 근육이 뭉치고, 식사 때 먹은 음식이 소화가 안 될까? 인체의 모든 부위는 긴밀하게 연결되어 있으면서 서로 영향을 주고받으며 하나의 유기체로 움직이기 때문이다.

인체는 상처를 입으면, 치유와 관련된 시스템이 체계적으로 가동되면서 자연 치유 과정을 시작하고, 상처가 완전히 복구되면 마침

내 치유 과정을 멈추게 된다. 이렇게 인체의 모든 지체들은 서로 밀접하게 영향을 주고받으면서, 어느 한 부분도 빠짐없이 항상성을 유지하며 생명을 유지해 나갈 수 있도록 서로 도우면서 살아간다.

그러므로 섬유근육통 환자가 나타내는 증상이 자연 치유 과정의 일부인지 아니면 병이 악화되는 증상인지를 올바르게 분별할 수 있기 위해선 인체를 전체적으로 바라보는 통찰력을 기르려고 노력해야 한다.

섬유근육통을 일으키는 체질은 따로 있다

우리는 인생을 살아가면서 여러 가지 도전적인 상황에 직면하게 된다. 극심한 정신적 · 육체적 스트레스, 반복되는 사용으로 인한 근육의 만성 피로, 바이러스와 세균 같은 미생물의 침입을 당하게 되면, 인체는 건강한 상태를 계속 유지하기 위해 모든 시스템을 동원해서 스스로를 보호하기 시작한다. 이런 과정에서 인체는 통증과 염증을 겪기도 하고, 변형되기도 하며, 일부 시스템은 과열되기도 하고, 일부는 반대로 기능이 침체되기도 한다.

동일한 문제를 겪더라도 사람마다 경험하는 증상에는 차이가 존재하는데, 사람마다 타고난 체질이 다르기 때문이다. 특히 어떤 특정한 체질을 갖고 있는 사람들에겐 살면서 겪는 이런 문제들이 순환계, 신경계, 내분비계, 근골격계, 면역계, 소화기계, 정신 심리

영역 같은 여러 가지 인체 운영 시스템에 전반적으로 악영향을 미치게 됨으로써 섬유근육통을 일으킬 수 있다.

나침반을 잃어버린 배

지난 30년간 현대 과학은 섬유근육통에 대해 많은 연구 업적을 쌓아 옴으로써 우리가 섬유근육통이라는 큰 바다의 깊은 물속을 자세하게 들여다볼 수 있도록 도와주었다. 그렇지만 서양의학은 인체를 살아 움직이는 하나의 유기체로 관찰하지 못했기 때문에 섬유근육통 치료에 있어서 스스로를 딜레마에 빠지게 만들었다. 결국 세밀한 지도는 갖게 되었지만, 나침반을 잃어버린 배처럼 방향을 잃고 표류하게 되었다. 어떤 것이 원인이고 어떤 것이 결과인지, 무엇을 채워 주고 무엇을 덜어 줘야 하는지 방향을 잃고 혼란에 빠져 버린 듯하다.

한의학을 통해서 부족한 부분에 대한 해답을 찾다

한의학처럼 인체를 살아 움직이는 하나의 유기체로 보기 시작하면, 인체가 문제를 겪을 때 나타나는 다양한 증상의 의미를 이해하게 되고, 우리가 각각의 증상에 어떻게 대처해야 할지 알게 된다. 또한 사람마다 타고난 성품과 기질이 다른 것처럼 타고난 체질도 다르다는 점을 이해하기 시작하면, 동일한 문제를 겪더라도 사람마다 나타나는 반응에 큰 차이가 발생하는 이유에 대해서도 알게 된다. 자신의 체질이 안고 있는 고질적인 문제를 개선하는 것이야말로 섬유근육통을 근본적으로, 그리고 가장 빠르게 치료하는 방법임을 깨닫게 된다.

세상에 완벽한 의학이란 없다

이 책은 서양 의학과 한의학 가운데 어느 의학이 더 우수한 학문인지 비교하기 위해 쓰인 책이 아니다. 오히려, 섬유근육통의 원인과 올바른 치료법을 찾는 데 두 가지 의학이 가진 장점을 모두 활용할 때 얼마나 큰 힘을 발휘될 수 있는지 그 가능성을 보여 주기 위해 집필했다.

이 글을 읽는 독자가 섬유근육통을 겪고 있는 환자이든, 치료하는 입장에 있는 의료진이든, 세상의 편견을 물리치고 섬유근육통의 진실을 찾으려는 순수한 마음을 갖고 계신 분이라면, 섬유근육통의 큰 바다로 저와 함께하는 여행에 진심으로 초대하는 바이다.

2020년 7월

조용건

차례

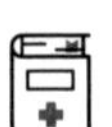

제3장 어떤 약을 복용하고 계십니까?

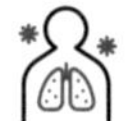

제4장 더 알아 두면 좋은 정보

꽃가루는 유발 인자일 뿐이지 알레르기의 근본 원인이 아닌 것처럼,

섬유근육통도 여러 가지 유발 인자를 갖지만

근본 원인은 그 사람의 체질 속에 숨어 있다.

내 몸의 어떤 체질적인 문제가 섬유근육통을 일으키는지,

그 문제를 어떤 방법으로 고쳐 나갈 수 있을지 함께 찾아보자.

제1장

섬유근육통, 몸 전체 시스템의 문제

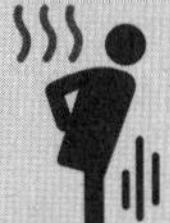

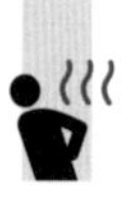

결과보다 원인을 치료하라

아파야 낫는다

1994년 가을에 학교를 졸업하고[1], 한의사로서 처음 환자를 보기 시작했을 때 한동안 나를 괴롭힌 고민거리가 있었다. 대부분의 환자들은 "머리가 아파서 왔어요.", "허리가 아파요.", "배가 아파요." 이렇게 어디어디가 아파서 왔다고 고통을 호소하면서, 통증을 빨리 없애 주길 원했다. 당시에 나는 통증이 발생한 원인이 무엇이고 어떻게 근본 문제를 해결해 줄 것인지를 생각하기보다는 빨리 통증을 없앨 수 있는 방법에 몰두하였는데, 통증을 빨리 없애

1 1993년 한약 분쟁 때 있었던 전국 한의과 대학 총파업으로 인해 당시 대부분의 한의대생들은 한 학기씩 유급하게 되었고, 그 결과로 6개월 늦은 가을 학기에 졸업하게 되는 큰 희생을 감수해야 했다. 당시 한의대생들의 총궐기는 한의학에 대해 큰 사회적인 관심을 불러일으켰고, 정부가 한의학 발전 정책을 수립하게 만드는 기폭제가 되었다.

줄 수 있는 의사가 좋은 의사라고 생각했기 때문이다.

그러던 중 환자의 통증을 치료하려는 나의 노력이 어려운 난관에 부딪쳤는데, 한약엔 양약처럼 통증을 신속하게 잡아줄 수 있는 진통제가 없다는 사실이었다. 물론 유향, 몰약, 마자인 같은 약재들이 진통제로서 간혹 사용되긴 했지만 그 진통 효과는 그리 탐탁지 않았고, 침 치료는 뛰어난 진통 효과를 갖고 있긴 했지만 극심한 통증 질환을 치료하는 데는 어느 정도 한계가 있었다.

그래서 나는 통증이 심한 환자들에겐 병원에서 처방받은 소염진통제를 계속 복용하면서 한약과 침 치료를 병행할 것을 권하곤 했는데, 그때까지도 "통증은 인체에 해로운 것이기 때문에 어떤 방법을 사용하더라도 없애야 된다."는 생각이 내 머릿속을 가득 채우고 있었기 때문이었다.

통증에 대한 나의 고정관념을 극적으로 변화시켜 준 계기가 있었는데, 원정연 원장님과의 만남이었다. 사실 원정연 원장은 경희대학교 한의대 4년 선배였지만 재학 중엔 조금 안면이 있을 정도일 뿐이었다. 그렇지만 그분이 갖고 있던 학문적 깊이에 대해선 이미 다른 선배들을 통해 들어서 알고는 있었다. 1997년경 전국 한의학 학술대회가 인천에서 개최되었을 때, 학회 참석을 마치고 돌아오는 길에 버스 터미널에서 버스를 기다리던 원정연 원장님과 우연히 마주치게 되었다. 그때 나눴던 짧은 대화가 20년이 지난 오늘날까지도 내게 영향을 주고 있다는 사실이 놀랍기만 하다.

함께 버스를 기다리면서 나는 원정연 선배에게 당시 내겐 너무

나 고민거리였던 문제에 대해 이런 질문을 던졌다. “제가 요즘 어떤 환자를 보고 있는데, 어떻게 해야 할지 너무 고민이 되어서요. 제 판단엔 제가 그 환자의 체질과 증상에 맞는 정확한 약을 처방했다고 생각하는데, 예상치 못하게 그 약을 복용한 환자가 몸살 기운이 오면서, 아프던 부위가 더 아프다고 호소해 왔어요. 제가 처방을 잘못해서 그럴까요? 무엇이 문제인지 알 수 없네요. 어떻게 하는 게 좋을까요?”

환자의 체질과 증상, 처방한 약에 대해 자세하게 물어본 뒤에 그는 내게 이런 조언을 해 주었다. “조 원장이 약을 제대로 잘 썼다면, 지금 그 환자가 겪고 있는 몸살이나 더 심해진 통증은 며칠 뒤엔 저절로 사라지고, 그 뒤엔 환자의 몸 상태가 훨씬 개선될 거야. 왜냐면 약이 환자의 혈액 순환을 활발하게 해 주면서, 자연 치유 과정을 촉진해 주기 때문이지. 지금은 환자의 회복 속도가 빨라지고 있기 때문에 아팠던 곳이 더 아프다고 호소하지만, 머지않아 상처가 회복되면 통증이 저절로 사라지는 때가 올 테니 너무 걱정하지 말고 기다려 보게.”

그때 나는 또 다른 질문 하나를 던졌다. “제가 환자의 체질을 잘못 판단하고, 환자에게 잘못된 약을 처방해서, 환자의 증상을 악화시켰을 가능성도 있지 않나요? 제가 환자의 병을 낫게 하고 있는 건지, 더 악화시키는 건지 어떻게 분별할 수 있나요?”

“내 경험상 병이 나으려고 더 아픈 경우는 통증이 심해지는 기간이 대략 15일을 넘는 경우를 보지 못했어. 대부분 1-2주 사이에 더 아팠다가 저절로 통증이 사라지지. 반면에 약의 부작용 때문에 상처가 악화되면서 더 아픈 경우라면, 한 달이건 두 달이건 그 약을 복용하면 복용할수록 통증이 더 심해지게 되고, 결국 그 약을 끊어야만 통증이 가라앉을 거야. '낫기 위해 더 아픈 것'과 '부작용 때문에 상처가 악화되면서 더 아픈 것'은 진행 기간에서 차이가 뚜렷하게 나타나기 때문에 두 가지를 구분하는 것은 그리 어려운 일이 아니야."

원정연 원장은 통증을 바라보는 올바른 관점에 대해 내게 큰 가르침을 주었는데, 우리 몸은 상처를 회복하는 과정 중에 통증을 도구로 사용하기 때문에 통증은 우리가 싸워서 없애야 될 적이 아니라 오히려 상처 치료를 위해서 우리 곁에 가까이 두어야 될 친구처럼 여겨야 한다는 교훈을 나에게 일깨워 주었다.

그로부터 어언 20년이 지난 오늘날까지도 나는 통증을 호소하는 환자를 대할 때마다 환자가 겪고 있는 통증을 무조건 없애려 하기보다는 환자의 몸에서 통증을 일으킨 이유가 무엇인지, 즉 통증을 통해서 몸이 얻어 내려고 애쓰는 변화가 무엇인지를 알아내기 위해 고민해 왔다. 내가 환자의 몸이 원하는 것, 부족한 것을 찾아서 도와주면 환자의 몸은 서서히 자연 치유를 시작하고, 일정 시간이 지난 뒤에 인체는 통증을 스스로 거둬들이면서 모든 상처가 회복되었음을 알려 주었다. 대부분의 환자들은 자연 치유 속도를 빠르게 높여 줄 경우 아팠던 부위의 통증이 대개 1-2주 정도 더 크게 나타났지만 일시적이었으며, 오히려 이런 호전 반응이 지나간 뒤엔 상처 회복이 더 빨랐기 때문에 통증도 신속하게 사라졌다.

섬유근육통(Fibromyalgia)과의 조우

내가 섬유근육통에 대해 처음 접하게 된 것은 캐나다에서 한의사로서 클리닉에서 일을 시작하면서였다. 캐나다에서도 동양의 침술은 통증 질환을 치료하는 데 효과적이란 인식이 널리 퍼져 있어서 많은 사람들이 침 치료를 받기 위해 클리닉을 찾았다. 내가 일하던 클리닉은 백인들이 주로 거주하는 지역에 있었기 때문에 주로 백인 환자들을 보았는데, 의외로 많은 사람들이 섬유근육통이란 병을 앓고 있다는 사실을 알게 되었다.

이 병을 앓고 있는 환자의 90%는 여성이고, 오랜 기간 전신 통증과 만성 피로감으로 고통받고 있을 뿐만 아니라, 불면증, 우울증, 불안증, 소화불량, 과민성 대장 증후군 같은 증상들도 함께 겪고 있는 경우가 많았다. 특히 섬유근육통이 나의 관심을 끌었던 한 가지 이유는 병원에서 혈액 검사, CT, MRI 등 여러 가지 검사를 받아 보아도 전신 통증과 만성 피로감을 일으키는 뚜렷한 원인을 찾을 수 없는 미스터리한 질병이라는 점이었다.

내가 만나 본 섬유근육통 환자들은 자신들이 겪고 있는 질병의 정확한 원인을 모른다는 사실만으로도 막연한 두려움과 혼란스러움을 느끼고 있었다. 무엇을 해야 되고 무엇을 하지 말아야 될지, 어떤 약을 먹어야 되고 어떤 치료를 받아야 될지에 대해 정확한 정보가 없었기 때문에 환자들은 이 의사 저 의사를 만나서 의사 쇼핑을 하거나, 주변 사람들에게서 얻은 조언에 따라서 혹은 인터넷에서 읽은 자료에 따라서 이렇게도 시도해 보고 저렇게도 시도해 보다가 결국은 별다른 효과를 보지 못하고 그냥 지쳐서 치료를 포기하는 경우가 많았다. 그래도 온몸이 쑤시고 아플 땐 어쩔 수 없이 통증에서 벗어나기 위해 소염진통제, 마약성 진통제, 항경련제, 항우울제를 복용했고, 가끔씩 침 치료나 마사지 치료를 받았다.

그렇지만 환자들은 이런 치료 방법이 통증을 일시적으로 완화해 줄 수는 있지만 섬유근육통을 근본적으로 해결해 주지는 못한다는 사실은 이미 알고 있었다. 섬유근육통 치료에서 가장 풀기 어려운 숙제는 섬유근육통을 일으키는 정확한 원인을 아직도 모른다는 점이다. 정확한 원인을 모르기 때문에 근본적인 치료를 할 수가 없다. 그저 증상을 일시적으로 완화해 주는 치료만 하고 있을 뿐이다.

중추신경계 염증과 뇌의 기능 이상은 섬유근육통의 원인인가, 결과인가?

서양에선 섬유근육통에 대한 연구가 오래전부터 활발하게 이뤄져 왔는데, 오늘날 많은 학자들은 척수와 뇌를 포함한 중추신경계에서 통증을 조절하는 기능에 이상이 발생한 것이 섬유근육통의 원인이라고 강하게 의심하고 있다. 실제로 섬유근육통을 앓고 있는 환자들의 중추신경계에선 강력한 통증 유발 물질인 P물질(substance P)이 증가되어 있고, 반대로 통증을 억제해 주는 물질인 세로토닌과 트립토판은 감소되어 있으며, 뇌척수액에는 염증을 일으키는 물질인 사이토킨(cytokine)이 증가되어 있는 것으로 볼 때 중추신경계에 염증이 발생해 있다는 사실은 의심의 여지가 없다. 또한 통증 신호를 처리해 주는 뇌 부위인 시상(Thalamus)에는 혈액 순환이 감소되어 있었고, 스트레스 중추인 시상하부-뇌하수체의 기능은 저하되고, 대뇌에서 통증을 해석하는 기능에선 문제가 발견되었다.

이런 모든 연구 결과들은 섬유근육통 환자들이 중추신경계에 염증을 앓고 있을 뿐만 아니라 일부 뇌 기능까지도 문제를 겪고 있음을 시사하고 있다. 그럼, 우리는 이런 연구 결과를 어떻게 해석해야 되는가? 많은 학자들이 주장하는 것처럼 중추신경계에 발생한 염증, 통증과 관련된 뇌의 기능 이상을 섬유근육통을 일으키는 근본 원인으로 봐야 하는가? 아니면 섬유근육통을 오랫동안 겪을 때 나타나는 투병의 결과로 봐야 하는가?

흥미롭게도 미국 국립 섬유근육통과 만성 통증 협회(National Fibromyalgia and chronic pain association) 발표에 의하면, 대부분의 환자들은 증상이 시작된 시기부터 섬유근육통 최종 진단을 받기까지 평균 5년 정도의 기간이 소요되었다고 한다. 이 통계 수치를 미루어 짐작해 보건대, 위에서 언급한 연구에 참여했던 대다수의 섬유근육통 환자들은 증상이 처음 시작된 이후 평균 5년 정도 지나서 확진 판정을 받은 뒤에 임상 연구에 참여했던 환자들이었을 가능성이 높다.

그렇다면, 이런 의문점이 발생한다. 섬유근육통 증상이 이미 시작된 지 5년 정도가 지난 환자들에게서 나타나는 데이터는 섬유근육통 발병 초기 환자의 몸 상태를 알려 주는가? 아니면, 발병한 지 5년 지난 시점의 몸 상태를 알려 주는가? 이 연구 결과는 중추신경계의 염증과 뇌의 기능 이상을 섬유근육통의 근본 원인으로 볼 수 있는 근거가 되는가? 아니면, 섬유근육통을 5년 이상 앓았을 때 환자의 중추신경계와 뇌 기능에 나타나는 변화에 대해 알려 주는 것인가?

이 질문에 대한 진실을 찾는 일은 매우 중요하다. 만약 중추신경계 염증, 뇌의 통증 관련 기능 이상이 섬유근육통의 근본 원인이 아니라 섬유근육통을 오랫동안 앓거나 잘못된 치료를 통해 병세가 악화된 결과물이라면, 치료를 통해서 두 가지 문제를 온전히 해결한다 하더라도 근본 원인이 해결되지 못하고 남아 있는 동안 섬유근육통은 언제든 다시 재발될 수 있기 때문이다.

섬유근육통이 일으키는 불안과 두려움

많은 섬유근육통 환자들은 증상이 처음 시작된 뒤 평균 5년이 지난 뒤에야 섬유근육통으로 확진을 받는다. 이런 사실로 미뤄 볼 때, 많은 환자들은 발병 초기에 원인을 제거해 주는 올바른 치료를 받지 못했거나, 혹은 원인을 더욱 악화시키는 치료를 받았을 가능성이 높다.

많은 환자들은 섬유근육통 초기 증상이 출현하기 시작했을 때, 온몸의 근육이 특별한 이유 없이 아프고 심한 피로감이 느껴지기 시작했을 때, 가까운 의원에 가서 혈액 검사, X-레이 검사를 받게 된다. 검사에서 특별한 이상이 발견되지 않으면, 그냥 근육통이니 집에 가서 푹 쉬라는 말과 함께 소염진통제를 복용하게 된다. 며칠 쉬면서 약을 복용해도 낫지 않으면 종합 병원이나 대학병원에 가서 더 자세한 정밀 검사를 받고, 더 강한 약을 처방받게 된다. 물론 가끔 용하다는 한의원에서 한약도 복용하고, 침 치료도 받는다. 약국에서 몸에 좋다는 영양 보조제를 구입해서 함께 복용하기도 한다.

이런 모든 수고에도 불구하고, 통증은 조금 좋아지는 것 같다가 또다시 아프기를 반복하는데, 시간이 흐를수록 통증은 점점 더 심해져 가기만 한다. 이런 모든 치료에 효과를 보지 못해서 병원을 다시 찾아가면, 의사 선생님은 신경성으로 오는 병 같으니 스트레스받지 말고 푹 쉬라고 말한다. "나는 온몸이 아파서 밤에 잠을 못 잘 정도로 고통받는데 모든 원인이 내 머릿속에 있다니……. 내가 꾀병이라도 부린다는 말인가? 도대체 내가 이렇게 치료가 어려운 난치병에 걸린 이유는 무엇인가? 이대로 평생 고통받으면서 살아야 될 운명이란 말인가?" 이런 막연한 불안과 두려움이 마음속에 떠오르기 시작하면 또다시 참기 힘든 통증이 엄습해 오기 시작한다.

섬유근육통을 일으키는 원인은 무엇인가?

질병, 부상, 정신적 스트레스, 외상 후 스트레스 증후군을 동일하게 겪음에도 일부 사람들에게만 섬유근육통이 발생한다. 이는 정신적 · 육체적 충격을 받았을 때 평소에 지니고 있던 체질적인 문제가 악화되면서 섬유근육통으로 발전하는 것이라고 보인다.

그러면 섬유근육통을 일으킬 수 있는 체질적인 소인은 무엇일까? 부모로부터 물려받는 유전자 속에 그 비밀이 숨어 있을 수도 있다. 실제로 섬유근육통을 앓고 있는 부모를 가진 자녀가 섬유근육통을 앓을 확률은 25% 정도나 된다고 한다.

또 다른 한 가지 단서는 섬유근육통 환자의 90%가 여성이라는 점에서 찾을 수 있다. 여성이 남성에 비해 압도적으로 섬유근육통을 많이 앓는 이유는 무엇일까? 한 연구에서 얼굴 피부에 분포되어 있는 신경 개수를 조사해 보았더니 남자는 17개/㎠였고, 여자는 34개/㎠였다고 한다. 즉, 똑같은 자극을 받았을 때 신경 개수가 두 배 많은 여성들이 더 심한 통증을 느낀다. 또한 통증을 줄여 주는 엔도르핀에 반응하는 남녀의 차이, 남녀 호르몬의 차이, 통증을 참도록 어릴 때부터 가르침받는 남자들과 그렇지 않은 여자의 사회 · 문화적인 차이와 같은 여러 가지 요소들이 여성에게 섬유근육통이 많이 발병하는 데 기여했을 것으로 생각한다.

그렇지만 섬유근육통 발병과 관련해 우리가 주목해야 할 가장 누드러진 남녀의 차이점은 바로 혈액 순환이다. 주변에서 흔히 경험할 수 있지만, 일반적으로 여자들이 남자에 비해 손발이 차갑고 추위를 잘 타는 경우를 많이 볼 수 있다. 여성의 말초 혈관 혈액 순환이 남성에 비해 현저하게 저하되어 있기 때문인데,[2] 이런 현상은 손발, 피부뿐만 아니라 말초 혈관이 많이 분포되어 있는 근육에서도 나타난다.

근육 세포는 활동을 위해서 많은 에너지와 산소 공급을 필요로 하기 때문에 말초 혈관이 촘촘하게 분포되어 있는 곳이다. 만약 손에 있는 말초 혈관에 혈액 순환이 나빠지면 어떤 증상이 나타날까? 예를 들어 평소 말초 혈관 혈액 순환이 저하되어 손이 차가운 사람이 있다. 그런데 이 사람이 손을 많이 사용해서 일을 하다 보면 손 저림이나 통증이 시작될 수 있다. 근육에 있는 말초 혈관의 혈액 순환이 나빠질 때도 이와 비슷한 증상이 나타난다. 많은 연구 결과들은 섬유근육통 환자의 근육에 발생하는 통증이 근육에 공급되는 혈액 순환 장애에서 비롯되었을 가능성에 주목한다.[3]

모든 길은 로마로 통한다

고대 로마 시대엔 유럽에 있는 대부분의 길은 로마로 연결되어 있었다고 한다. 그래서 어느 길을 택하건, 결국 그 길을 따라가다

2 John P. Cooke et al, Sex Differences in Control of Cutaneous Blood Flow, Circulation 1990;82:1607-1615

3 A. Bengtsson, The muscle in fibromyalgia, Rheumatology, Volume 41, Issue 7, July 2002, Pages 721-724

보면 로마에 도착할 수 있었다고 한다. 섬유근육통도 환자마다 다양한 발병 동기를 갖고 있다. 즉 다양한 경로를 통하지만, 그 과정의 끝엔 섬유근육통이 기다리고 있다.

섬유근육통이 갖는 이런 특징은 환자가 갖고 있는 체질적인 소인에서 비롯된다고 생각된다. 예를 들면, 어떤 사람이 알레르기를 갖고 있다고 가정해 보자. 이 사람은 꽃가루나 미세 먼지를 호흡했을 때에도 알레르기 반응을 일으키지만, 인공 색소나 방부제가 들어있는 음식을 먹었을 때도 알레르기 반응을 일으킨다. 즉 꽃가루, 미세먼지, 인공 색소나 방부제가 하는 일은 방아쇠 역할일 뿐이고, 정작 체내에서 강한 염증 반응을 일으키는 것은 인체가 갖고 있는 알레르기 성향이다. 알레르기가 없는 사람들에겐 꽃가루, 미세먼지, 인공 색소, 방부제가 아무리 방아쇠를 당겨도 염증 반응이 촉발되지 않는다. 알레르기 성향을 갖고 있지 않기 때문이다.

마찬가지로 질병, 부상, 정신적 스트레스, 외상 후 스트레스 증후군 같은 섬유근육통 유발 인자들이 아무리 방아쇠를 당겨도 대부분의 사람들에겐 일시적인 두통, 몸살, 근육통, 불면증, 피로감이 잠시 왔다가 사라질 뿐이다. 안정을 취하면서 적절한 치료를 받으면 어렵지 않게 회복될 수 있다. 그렇지만 유발 인자들이 방아쇠를 당길 때 섬유근육통 성향을 갖고 있는 사람들의 몸속에선 연쇄적인 시스템 이상이 발생함으로써 섬유근육통이라는 길고 고통스런 투병 생활을 시작하게 만든다. 즉 섬유근육통을 일으키는 근본 원인은 여러 가지 종류의 유발 인자들이 아니라, 바로 그 사람이 가지고 있는 체질적인 성향이다.

알레르기를 개선하기 위해선 알레르기를 일으키는 특정 물질을 피해야 한다. 그러나 완벽하게 이런 물질을 피하는 것은 어려운 일이다. 더 근본적인 알레르기 치료 방법은 체질 개선을 통해서 내 몸에서 알레르기 성향을 없애는 것이다. 마찬가지로 섬유근육통을 개선하기 위해서 섬유근육통을 유발할 수 있는 다양한 인자를 피하는 것이 필요하다. 그렇지만 우리가 인생을 살면서 겪게 되는 모든 문제들을 피하는 일은 불가능하기 때문에, 더 근본적인 해결 방법이 필요하다. 다시 말해, 섬유근육통을 일으키는 경향성, 즉 체질을 개선해야 한다.

얼마 전에 나는 우리 집 천장에서 물이 한 방울, 한 방울 떨어지는 것을 발견했는데, 위층 누수 때문에 이미 천장 한 부분이 물로 흠뻑 젖어 있었다. 바로 위층으로 올라가서 누수되는 곳을 찾아보았는데 싱크대 밑 하수구 주변에 물이 조금 흘러 있는 것을 발견하고 물이 넘치지 못하도록 단단하게 수리를 하였다. 그리고 다음 날 천장에서 물 떨어지는 것이 멈춘 것을 확인한 뒤에, 물에 흠뻑 젖은 천장 마감재를 교체하고 도배까지 깨끗하게 수리하였다.

그런데 천장 도배를 마친 다음 날 아침에 일어나 보니 천장 똑같은 자리에서 물방울이 다시 똑똑 떨어지고 있는 것이 아닌가? 전날 깨끗하게 수리한 보람도 없이 천장은 다시 흐르는 물에 축축하게 젖어 있었다. 이 일을 겪으면서 나는 소중한 교훈을 배웠는데, 누수든 질병이든 정확한 원인을 찾아서 고치는 것이 중요하다는 점이다. 원인을 해결하지 못할 경우엔 언제든지 다시 문제가 재발하기 때문이다.

나는 많은 섬유근육통 환자들이 심한 고통과 몸을 가누기 힘들 정도의 피로감, 점점 흐려지는 기억력과 사고력을 극복하기 위해 힘들게 싸우는 모습을 지켜봐 왔다. 안타까운 사실은 시중에 아직까지 소염진통제, 마약성 진통제, 항우울제, 항경련제 복용 외엔 공식적으로 인정받은 약물 치료 방법이 없다는 사실이고, 더욱 염려스러운 점은 이런 약들이 섬유근육통을 근본적으로 치료하지 못할 뿐만 아니라 도리어 심각한 부작용으로 인해 증상을 더욱 악화시킬 수 있다는 점이다.

나는 이 책을 통해서 섬유근육통을 일으키는 근본 원인과 치료 방법이 무엇인지 독자들과 함께 고민해 보길 원한다. 꽃가루는 유발 인자일 뿐이지 알레르기의 근본 원인이 아닌 것처럼, 섬유근육통도 여러 가지 유발 인자를 갖지만 근본 원인은 그 사람의 체질 속에 숨어 있다. 내 몸의 어떤 체질적인 문제가 섬유근육통을 일으키는지, 그 문제를 어떤 방법으로 고쳐 나갈 수 있을지 함께 찾아보도록 하자.

이 책을 준비하면서 늘 머리맡에 두었던 메모엔 늘 두 가지 내용이 있었는데, 첫째는 섬유근육통으로 고통받고 있는 분들이 자신들이 겪고 있는 문제의 근본 원인을 더듬어 찾아낼 수 있도록 돕는 것이다. 근본 원인을 알게 되면 그 문제에 대해 다양한 해결 방법을 찾아내는 것은 훨씬 수월해지기 때문이다. 둘째는 내 주장을 일

방적으로 강요하는 방식이 아니라, 독자들과 함께 추리해 나가는 방법을 사용함으로써 독자들이 스스로 결론을 찾아내도록 돕고자 하였다. 그렇게 하기 위해 섬유근육통 연구 논문들을 최대한 활용함으로써 독자에게 정확한 정보를 전달할 뿐만 아니라, 글의 객관성을 유지하려고 노력하였다.

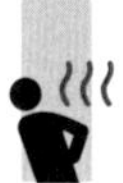

섬유근육통의 진단

"There is no part of my life,
upon which I can look back without pain."
- Florence Nightingale

"내 인생을 뒤돌아보건대
고통이 없었던 적이 없었다."
- 플로렌스 나이팅게일

플로렌스 나이팅게일은 19세기 중후반에 활약했던 영국의 간호사로서 크림전쟁에 간호사로 참여하여 당시에 비위생적이고 열악했던 야전병원을 개선하는 데 크게 기여하였다. 나이팅게일이 부상병들을 위해 기울인 헌신적인 노력이 알려지면서 영국인들로부터 영웅으로 추앙받았다. 또한 그는 1860년엔 세계 최초로 나이팅게일 간호대학을 설립해서 간호 전문 인력들을 교육하였다. 이런 공로로 1907년 영국 국왕은 여성 최초로 메리트 훈장을 수여하였다.

그런데, 크림전쟁에서 끔찍한 전쟁의 참상을 겪고 돌아온 나이팅게일은 심각한 질병 때문에 1857년부터는 주로 런던 집에서 머물렀다. 나이팅게일이 앓았던 질병은 밖으로 드러나는 이상 소견이 없었기 때문에 당시엔 진단이 불가능한 미스터리한 질병으로 여겨졌다. 그러나 당시에 나이팅게일이 남긴 기록에서 통증과 피로감 때문에 심한 고통을 당했다는 내용으로 미뤄 볼 때, 오늘날 섬유근육통 환자들이 겪고 있는 것과 똑같은 증상을 겪고 있었지 않았나라고 추측해 볼 수 있다.[1]

나이팅게일이 통증과 피로감으로 고통받기 시작한 시기가 잔혹하고 비참한 크림 전쟁의 참상을 직접 겪은 이후였기 때문에, 전쟁으로 인한 외상 후 스트레스 장애(PTSD)가 그가 겪은 섬유근육통의 발병 요인이 되었을 것으로 추정된다. 실제로 전쟁과 같은 극심한 스트레스를 겪은 뒤에 섬유근육통을 앓게 될 확률이 매우 높은데, 2005년에 발표된 한 논문에 의하면 1991년 걸프전에 참전해서 직접 전쟁의 참상을 목격한 미군 장병들 1,061명과 당시에 미군이었지만 직접 참전하지 않았던 장병 1,128명을 대상으로 12가지 질병을 비

1 Women and Fibromyalgia, Barbara A. Keddy

교했더니, 섬유근육통, 만성피로증후군, 피부질환, 소화불량과 같은 질환에서 걸프전 참전 장병의 발병 비율이 높았다고 알려 준다.[2]

섬유근육통이란?

섬유근육통은 전신통증, 관절이나 근육 뻣뻣함, 만성피로, 수면장애 외에도 다양한 증상을 동반하는 질환이다. 'Fibromyalgia'라는 병명은 섬유조직을 의미하는 'fibro', 근육을 나타내는 'my', 통증을 의미하는 'algia' 이렇게 세 개의 라틴어 단어들이 합쳐져 이뤄진 병명인데, 한글로는 섬유근육통으로 표기한다.

섬유근육통의 통증은 주로 전신통증을 나타내는데, 이 병을 앓는 환자들은 "온몸이 아프다"고 표현하는 경우가 많다. 어떤 부위가 유난히 아프다가 또 통증이 다른 곳으로 옮겨 다니기도 한다. 통증의 정도도 조금 덜한 날이 있다가 또 갑자기 통증이 심해지는 날도 있는데, 날씨나 활동 정도, 그날의 기분에 따라 차이가 있다. 그리고 통증이 심한 날엔 일상적인 활동을 하지 못할 정도로 통증이 심할 수 있다.

섬유근육통의 통증은 관절염이나 신경계통의 병들과 비슷하게 보일 수 있지만 분명히 다른 양상을 나타낸다. 섬유근육통은 관절

2 Seth A. Eisen et al, Gulf War veterans' health: medical evaluation of a U.S. cohort, Annals of Internal Medicine, 06/2005, Volume 142, Issue 11

염처럼 관절을 붓게 만들고, 관절을 변형시키거나, 근육 마비를 일으키지 않는다. 척추 디스크 질환과 비슷한 증상을 나타낼 수 있지만 분명히 구분이 가능한 질병이다.

더욱이 섬유근육통은 만성적인 전신 통증 외에 다른 여러 증상이 동반돼서 오는 경우가 많은데, 일상생활에 지장을 줄 정도로 심한 만성 피로, 수면 장애, 기억과 집중력 감소와 같은 뇌기능 감퇴, 두통, 과민성 대장 증후군, 하지 불안 증후군 같은 다양한 증상을 함께 경험하게 된다.

섬유근육통의 진단

외과적 이상이 없는데도 불구하고 전신 통증과 더불어 여러 가지 합병증으로 고통을 주는 이 병은 오랫동안 인류를 괴롭혀 왔지만, 공식적으로 병명이 정해진 것은 지금으로부터 30년이 되지 않았다.

1904년에 영국의 신경과 의사인 윌리엄 거우어스(William Gowers)가 처음으로 이 질병에 대해 섬유 조직염(Fibrositis)이라는 표현을 사용했다는 기록이 있고, '섬유근육통'이라는 명칭이 등장한 것은 1976년 헨치(Hench)에 의해 처음 제안되면서부터이다.

실제로 이 병에 대해 활발하게 연구되기 시작한 것은 1977년부터인데, 스미드(Smythe)와 몰드프느키(Moldfsky)가 논문을 통해서 섬유근육통의 진단 기준을 제안하면서부터였다. 이들은 압통점의 개수와 전신 통증이 진단 기준에 포함되어야 한다고 주장하였는데,

이때부터 많은 연구가 이뤄지며 60편이 넘는 논문들이 발표되었다. 1981년에 유너스(Yunus)는 압통점 개수와 전신 통증이 진단에 포함되어야 하고, 통증 부위가 몸 전체에서 3부위 이상에 걸쳐서 나타나야 한다는 진단 기준을 제시하였다.

이후에도 진단 기준에 대한 논의가 활발하게 진행되었고, 드디어 1990년에 미국과 캐나다의 16개 연구 및 의료 기관들이 모여 [미국 류마티스 협회 섬유근육통 분류 기준표]를 만들어 발표하게 되었다.

미국 류마티스 협회 1990년 섬유근육통 진단 기준표

(ACR 1990 Criteria For Fibromyalgia)

1. 전신통증의 과거력

정의: 다음의 모든 부위에 통증이 나타날 때 전신 통증으로 간주된다.

몸의 왼편, 몸의 오른편, 허리 윗부분, 허리 아랫부분, 몸의 중심 골격 부위(목뼈 또는 등뼈 또는 허리 또는 앞가슴), 어깨와 엉덩이는 각각 위치해 있는 부위에 속한다.

2. 손가락으로 눌렀을 때 18개 압통점 가운데 11개 이상에서 통증 발현

정의: 손가락으로 다음 18개 압통점을 눌렀을 때 11곳 이상에서

통증이 나타나야 된다.

후두부: 후두하근 시작되는 부위(양측)

경추부: 경추 C5-C7 횡돌기 전방 부위(양측)

승모근: 승모근 가장 윗부분 중간 지점(양측)

극상근: 견갑골 윗부분, 몸 중심 쪽에서 극상근 시작되는 지점(양측)

제2늑골: 두번째 갈비뼈가 흉골과 만나는 곳 바로 옆쪽 윗부분(양측)

바깥쪽 팔꿈치: 외측상과에서 2cm 떨어진 부위(양측)

둔부: 엉덩이 바깥쪽, 윗부분 근육 부위(양측)

고관절 대전자: 대퇴 돌기 융기 후면부(양측)

무릎: 무릎 내측 지방층 부위(양측)

손가락으로 압력을 줄 땐 대략 4kg 정도의 힘으로 눌러야 한다. 검사 결과가 (+) 로 인정받기 위해선, 압력을 받았을 때 환자가 반드시 "아프다"라고 표현해야 한다.

- **질병 분류를 목적으로 할 경우에 위 두 가지 조건이 모두 만족될 경우에만 섬유근육통으로 간주된다. 전신통증은 최소한 3개월 이상 지속되었어야 한다. 다른 임상 질병의 진단이 있더라도 이 기준을 만족시키는 한 섬유근육통 진단은 유효하다.**[3]

3 the American College of Rheumatology 1990 criteria for the classification of Fibromyalgia Frederick Wolfe et al, Arthritis and Rheumatism Vol.33, No.2, February 1990

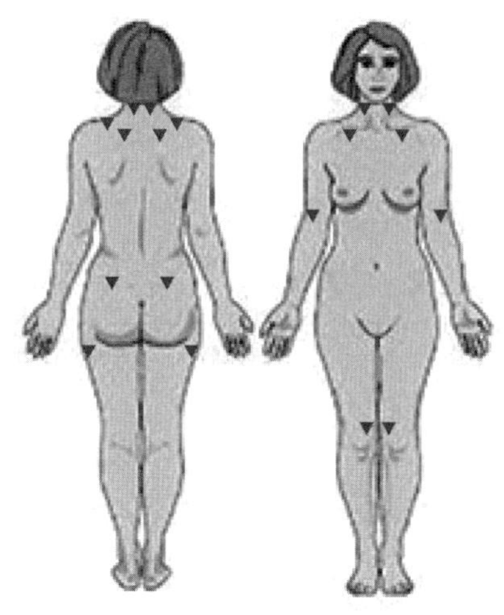

1990년 섬유근육통 진단 기준에선 위 그림에 표시된 18군데의 포인트에서 11개 이상의 압통점이 발견되어야 하고, 몸을 5 구역으로 구분했을 때 모든 부위에서 통증이 나타나야 되며, 이런 전신 통증이 3개월 이상 진행되어 왔어야 섬유근육통으로 진단할 수 있다는 기준을 정했다. 흥미롭게도 [ACR 1990 진단 기준]에서 언급된 18곳의 압통점은 한의학의 경혈의 위치와도 일치한다.

압통점	미국 류마티스 학회 기준 압통점	경혈 이름
1, 2	경추 C5-C7 가로돌기 전면 앞부분 (흉쇄유돌근 앞면)	부돌혈 LI-18
3, 4	제2늑골과 흉골 접합부의 윗부분	신장혈 KI-25
5, 6	대퇴골 융기부 뒷부분 (이상근 접속 부위)	환도혈 GB-30
7, 8	무릎 내측에서 관절 경계선 위쪽에 있는 지방 부위	곡천혈 LR-8

9, 10	후두하근 시작 부위 (소후두직근 시작 부위)	풍지혈 GB-20
11,12	승모근 윗부분 중간 지점	견정혈 GB-21
13,14	견갑골 극상와 내측 극상근 시작 부위	곡원혈 SI-13
15,16	팔꿈치 외측 상과로부터 2㎝ 떨어진 지점	곡지혈 LI-11
17,18	엉덩이 외측 상부 (중둔근 앞쪽 접히는 부위)	거료혈 GB-29

미국 류마티스 학회 1990년 섬유근육통 진단기준표의 문제점

의사들이 실제 환자를 진찰할 때 압통점을 일일이 검사하는 데 어려움이 있고, 통증 측정에서도 객관성을 기대하기 어려웠다. 또한 만성 피로감, 불면증, 우울증, 소화기 계통 증상 같은 다양한 증상을 진단에 포함시키지 못하는 단점이 있었다. 이런 문제점을 해결하기 위해 2010년과 2011년에 개정된 진단 기준표가 나왔고, 2016년엔 더욱 개선된 개정판이 섬유근육통 진단 및 분류 기준으로 새롭게 발표되었다.

새롭게 개정된 2016년 진단 기준표는 호평을 받고 있는데, 빛고을 전남대병원 강지현 교수(류마티스내과) 연구팀이 섬유근육통 증상 평가 설문지 및 검사-재검사 신뢰도 등을 통한 분석 결과, 2016년 개정된 진단기준은 개정 전 진단 기준보다 섬유근육통 진단 정확도와 신뢰도가 높았다는 연구 결과를 내놓았다. 강 교수는 "2016년 개정된 진단기준을 통한 섬유근육통 진단은 개정 전 진단 기준을 적용한 진단보다 신뢰도 및 유효성이 높았다."고 밝혔다. 이런 좋은 평가 덕분에 최근 임상가에서는 섬유근육통 환자 진료에 2016년 개정된 섬유근육통 진단 기준을 적용하고 있다.[4]

2016년 개정된 섬유근육통 진단 기준표[5]

(Fibromyalgia criteria - 2016 revision)

만약 환자가 다음의 3가지 조건을 충족시킨다면, 2016년 개정된 섬유근육통 기준에 의해 섬유근육통 진단이 됩니다.

(1) 전신 통증 지표(WPI) ≥ 7 이며 증상 중증 척도 점수 (SSS) ≥ 5 또는 WPI 4-6이며 SSS 점수 ≥ 9

(2) 전신 통증이 5개 부위 가운데 최소 4개 이상의 부위에서 나타나야 함. 턱, 가슴, 복부 통증은 전신 통증에 포함되지 않음.

(3) 증상들은 최소한 3개월 이상 지속되어 왔어야 함.

(4) 섬유근육통 진단은 다른 질병의 진단과 관계없이 유효하며, 섬유근육통 진단이 다른 질병의 진단을 무효화하지 않음.

4 최신 섬유근육통 진단기준, 진단 정확도 높인다. 메디칼업저버 이진영 기자. 2019년 7월 31일 기사

5 2016 Revisions to the 2010/2011 fibromyalgia diagnostic criteria
Frederick Wolfe et al, Seminars in Arthritis and Rheumatism 46 (2016) 319-329

확인

(1) 전신 통증 지표 (Widespread Pain Index; WPI):

지난 한 주 동안 당신은 몇 개의 부위에 통증이 있었는지 주의 깊이 관찰하여, 질문에 대답하십시오.

"몇 개의 부위에서 통증이 있었습니까?"

(점수는 0에서 19점 사이입니다.)

- 왼쪽 상체 부위(1구역)

왼쪽 턱관절 □

왼쪽 어깨 □

왼쪽 팔 윗부분(어깨에서 팔꿈치까지) □

왼쪽 팔 아랫부분(팔꿈치에서 손목까지) □

- 오른쪽 상체 부위(2구역)

오른쪽 턱관절 □

오른쪽 어깨 □

오른쪽 팔 윗부분(어깨에서 팔꿈치까지) □

오른쪽 팔 아랫부분(팔꿈치에서 손목까지) □

- 왼쪽 하체 부위(3구역)

왼쪽 엉덩이(고관절 부위 포함) □

왼쪽 허벅지 □

왼쪽 종아리 □

- 오른쪽 하체 부위(4구역)

오른쪽 엉덩이(고관절 부위 포함) □

오른쪽 허벅지 □

오른쪽 종아리 □

- 중심 부위(5구역)

목 □

등 □

허리 □

가슴* □

복부* □

* 가슴과 복부는 전신통증을 체크할 땐 포함되지 않음

(2) 증상 중증 척도(Symptom severity scale; SSS) 점수

피로감 (0-1-2-3)

아침에 잠에서 깨어날 때 기분 (0-1-2-3)

기억력이나 집중력 정도 (0-1-2-3)

지난 한 주 동안 위의 세 가지 증상은 어떠셨나요?

증상의 정도를 아래 점수로 나타내 주세요.

0 = 아무런 문제가 없었다

1 = 약간 문제가 있었는데, 일반적으로 심하지 않았고, 가끔씩 나타났다

2 = 상당한 정도의 문제가 자주 있었다

3 = 매우 심하고, 계속되어, 생활이 힘들 정도로 문제가 있었다

증상 중증 척도(SSS) 점수는 위 세 가지 증상(피로감, 아침에 잠에서 깨어날 때 기분, 기억력이나 집중력 정도) (0-9) 점수의 합계에 지난 6개월 동안 환자에게 아래 세 가지 증상이 있었는지를 나타내는 점수(0-3)를 더해서 구한다.

(1) 두통 (0-1)

(2) 하복부 통증 (0-1)

(3) 우울증 (0-1)

0 = 증상이 없었다

1 = 증상이 있었다

그러므로 마지막으로 계산된 증상 중증 척도(SSS) 점수는 0-12이다.

섬유근육통 중증 척도(Fibromyalgia severity scale)는 WPI와 SSS 점수의 합계이다.

만약 섬유근육통이 의심된다면

예를 들어 누군가 섬유근육통을 앓고 있는 것으로 의심된다면 어떻게 해야 할까? 먼저 의사와 몸 상태에 대한 자세한 인터뷰를 하고, 진단에 필요한 여러 가지 검사(이화학적 검사, 영상의학 검사)를 통해 몸 상태에 대해 정밀한 검사를 받는다. 의사는 환자에 대한 모든 정보를 검토해 보고 환자가 섬유근육통을 앓고 있을 가능성이 발견되면, 2016년 섬유근육통 진단 및 분류 기준표를 사용해서 섬유근육통을 확진하게 된다.

이때 유의해야 할 점은 섬유근육통 증상이 최소한 3개월 이상 지속되어 왔어야 섬유근육통으로 진단할 수 있다는 점이다. 만약 그 기간 동안 증상에 변화가 있었거나 증상이 계속되어 왔는지 확실하게 판단이 서지 않는다면, 당장 섬유근육통을 확진하는 것보다는 진단을 미루고 차후에 경과를 보면서 신중하게 결정할 필요가 있다.

섬유근육통과 증상이 비슷해서 감별이 필요한 질환들[6]

질병 이름	감별점
류마티스 관절염 (Rheumatoid Arthritis) 전신성 홍반성 루푸스 (Systematic Lupus Erythematosus) 쇼그렌 증후군 (Sj gren's syndrome)	근육통, 피로감, 안구 건조, 구강 건조, 레이노 증후군 증상은 섬유근육통과 비슷하지만, 섬유근육통엔 관절 활액막염이나 관절 조직에 나타나는 염증 증상이 없다.

6 Grigorios Kaltsas, MD, FRCP and Konstantinos Tsiveriotis, M.D., Fibromyalgia. Endotext. Oct.2, 2017

류마티스성 다발근통 (Polymyalgia Rheumatica)	압통점이 없는 경우가 있으며, 근육 통증 보다는 근육 강직이 주된 증상이다.
근육염 (Inflammatory Myositis) 대사성 근병증 (Metabolic Myopathies)	근력이 약해지고, 근육 피로감을 느끼게 하지만, 일반적으로 섬유근육통처럼 전신 근육통을 일으키진 않는다.
갑상선 기능 저하증 (Hypothyroidism)	섬유근육통 환자들은 갑상선 항체를 갖고 있는 경우가 많지만, 대개 갑상선 기능 검사상 정상을 나타내는 경우가 많다.
부신 피질 기능 저하증 (Adrenal Insufficiency)	부신 피질 기능 저하증은 심한 피로감을 느끼게 하지만, 섬유근육통과 같은 전신 통증을 발생시키지는 않는다.
다발성 경화증 (Multiple Sclerosis) 중증 무력증 (Myasthenia Gravis)	근육 움직임이 감소되며, 근육 피로감을 느끼게 하지만, 섬유근육통처럼 전신 근육통을 일으키진 않는다.
강직성 척추염 (Ankylosing Spondylitis) 염증성 척추질환 (Inflammatory Back Conditions)	대개 섬유근육통 환자는 척추 움직임이 정상이며, X-Ray 검사상 이상 소견을 나타내지 않는다.

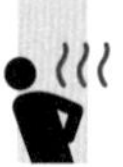

섬유근육통을 일으키는 여러 가지 요인들

"There is more than one way to get Fibromyalgia, it is an end point condition with multiple ways leading to it."

- Dr. Mark J. Pellegrino

"섬유근육통이 발병하는데는 여러 가지 길이 있는데, 그것(섬유근육통)은 여러 갈래의 길들이 한 지점으로 모이는 마지막 종점과 같다."

- Dr. 마크 펠리그리노 [Fibromyalgia up close and personal]

섬유근육통의 정확한 원인은 아직 알려지지 않았는데, 여러 가지 요인들이 복잡하게 작용하면서 섬유근육통을 일으킨다고 생각된다. 섬유근육통 발병과 관련 있는 요인에는 어떤 것들이 있을까? 한 가지씩 살펴보기로 하자.

정신적인 스트레스
(외상 후 스트레스 증후군, 성적 학대, 어린 시절 트라우마, 우울증, 불안증)

세계적인 팝스타 레이디 가가는 2018년 영화 [스타 탄생] 개봉을 앞두고, [보그]지와 가진 인터뷰에서 자신이 19세 때인 2014년 음악 프로듀서로부터 성폭행을 당한 이후 외상 후 스트레스 증후군과 섬유근육통을 함께 앓고 있다고 밝혔다.

레이디 가가는 인터뷰에서 "나는 섬유근육통이 실제로 존재하는 병이 아니라고 믿는 사람들을 보면 화가 나요. 많은 섬유근육통 환자들은 불안증, 우울증, 외상 후 스트레스 증후군, 트라우마, 공황장애가 휘몰아치면서 통증을 일으키거든요."라고 말했다.

레이디 가가는 정신적인 트라우마와 섬유근육통은 서로 연관되어 있지만, 섬유근육통은 정신과 질환이 아니라 특이한 만성 통증 질환임을 강조했다. 그녀는 자신이 앓고 있는 섬유근육통은 성폭행으로 인한 극심한 스트레스와 관련되어 있으며, 스트레스가 직접적으로 통증을 일으켰던 경험에 대해 자세하게 설명하였다.

레이디 가가가 고백했던 것처럼 외상 후 스트레스 증후군은 섬유근육통 발병과 밀접한 관계를 갖고 있다. 이런 사실을 지지해 주는 여러 연구 결과가 있었다. 미국에서 여군을 대상으로 조사한 결과, 외상 후 스트레스 증후군, 성폭력, 우울증이 섬유근육통 발생과 깊

은 연관 관계가 있다는 사실을 밝혀냈다.[1]

또한 미국에서 걸프 전쟁에 직접 참전한 군인 1,100명과 참전하지 않은 군인 1,100명을 조사해서 만성 피로 증후군과 섬유근육통 발병 비율을 3년간에 걸쳐 조사해 보았는데, 미참전 군인의 0.1%, 직접 참전한 군인 1.6%가 섬유근육통의 중요한 증상인 만성 피로 증후군으로 진단되었다. 이는 통계적으로 볼 때, 걸프전 참전 군인이 미참전 군인보다 만성 피로 증후군을 앓을 확률이 무려 16배가 넘는다는 놀라운 결과였다. 섬유근육통의 다른 특징인 지속적인 전신 통증의 경우엔, 미참전 군인은 1.2%, 참전 군인은 2%로 2배 가깝게 전신 통증이 나타났다.

이 논문에선 섬유근육통의 두 가지 특징인 만성 피로와 전신 통증이 참전 여부에 따라서 큰 차이가 나는 이유에 대해 설명하는데, 참전 군인들이 걸프전에 직접 참전하면서 겪었던 정신적 트라우마와 스트레스가 섬유근육통 발병과 깊은 연관 관계가 있을 수 있다는 결론을 내렸다.[2]

여러 연구 논문들을 검토하다 보면, 어린 시절 겪었던 트라우마, 우울증, 불안증 같은 정신적 스트레스는 일반적인 관절염이나

1 Rita F. D'Aoust et al, Women Veterans, a Population at Risk for Fibromyalgia: The Associations Between Fibromyalgia, Symptoms, and Quality of Life, MILITARY MEDICINE, 182, 7/8:e1828, 2017

2 The Gulf War study participating investigators. Gulf war veteran's health: medical evaluation of a U.S. cohort. Annals of Internal Medicine, June 7, 2005; 881-889

류마티스 질환 발병에는 큰 영향을 주지 못하지만, 섬유근육통 발병과는 밀접한 연관성을 갖고 있다는 증거를 어렵지 않게 찾을 수 있다.

154명의 섬유근육통 환자를 조사해 보았더니, 환자의 49%는 적어도 한 번 이상의 어린 시절 트라우마를 겪었다는 보고가 있었다.[3] 그리고 191명의 섬유근육통 환자들을 조사해 보니, 그중 50%의 환자들이 불안증이나 우울증을 앓고 있는 것으로 나타났다.[4] 또한 섬유근육통 환자들 가운데 71%가 우울증을 앓고 있는 반면에 관절염 환자군에선 13%만이 우울증을 앓고 있었다.[5] 류마티스 관절염이나 그 외 다른 관절염 환자들이 스트레스 같은 정신적인 영향을 덜 받는 데 비해 섬유근육통 환자들은 정신적인 영향을 더 많이 받는다는 연구 결과도 있었다.[6]

그렇다면 왜 섬유근육통은 외상 후 스트레스 증후군, 성적 학대, 어린시절 트라우마, 우울증, 불안증 같은 정신적인 스트레스의 영향을 크게 받을까? 그 이유를 살펴보기 위해선 인체가 외부로부터

3 Coppens et al, Prevalence and impact of childhood adversities and post-traumatic stress disorder in women with fibromyalgia and chronic widespread pain, European Journal of Pain 21(2017)1582-1590

4 Hadlandsmyth et al, Somatic symptom presentations in women with fibromyalgia are differentially associated with elevated depression and anxiety, J Health Psychol. 2017 Oct 1

5 Hudson JI et al, Fibromyalgia and major affective disorder; A controlled phenomenology and family history study, Am J Psychiatry 1985;142:441-46

6 Payne TC et al, Fibrositis and psychologic disturbance, Arthritis Rheum 1982;25:213-7

스트레스를 받았을 때 우리 몸이 어떻게 반응하는지를 검토해 보면 그 해답의 실마리를 찾을 수 있다.

첫째로 정신적 스트레스는 혈관을 긴장시켜 혈액 순환을 저하시킨다. 만약 우리가 100미터 달리기 결승전을 앞두고 출발선에 서 있다고 생각해 보자. 큰 경기를 앞두고 심한 스트레스를 겪을 때 우리 몸에선 어떤 변화가 일어나는가? 손이 떨리고, 심장이 두근거리고 숨이 거칠어진다. 중요한 일을 앞두었을 때 우리 몸에선 교감 신경을 활성화시켜서 앞으로 닥쳐올 일에 잘 대처할 수 있도록 몸을 준비시켜 주기 때문이다. 그런데 흥미로운 점은 이렇게 정신적인 스트레스를 받았을 때 남성과 여성의 신체에서 나타나는 반응에 큰 차이가 존재한다는 사실이다.

정신적 스트레스를 받았을 때 여성들에겐 혈관이 긴장되면서 혈액 순환이 저하되는 현상이 두드러지게 나타났다. 물론 여성에게서도 심장 박동이 빨라지는데 이는 혈관이 긴장되면서 혈액의 흐름이 느려지는 것을 보완하기 위해 심장에서 압력을 높여 주어 혈액순환을 개선하려고 노력하는 과정에서 발생하는 현상이다. 반면에 남성들은 스트레스가 직접 심장 박동을 높이고, 혈압을 높여서, 심장 박동이 빨라지는 증상을 나타낸다.

즉, 스트레스를 받을 때 남성과 여성 모두에게 심장 박동이 빨라지는 공통점이 있었지만, 남성의 경우는 혈액 순환이 빨라졌고 반대로 여성의 경우엔 혈액 순환이 둔화되는 차이점을 나타냈다.[7] 이 연구 결과는 정신적인 스트레스가 대다수가 여성들인 섬유근육통 환자들의 혈액 순환에서 어떤 변화를 일으키고, 그 영향이 남성보다 주로 여성에게 더 심각하게 나타나는 이유에 대해 이해할 수 있도록 도와주는 중요한 연구 결과이다.

섬유근육통은 근육에 분포해 있는 말초 혈관에 혈액 순환이 악화되면서 근육에 발생하는 통증과 염증이 주된 증상을 이루는데, 정신적인 스트레스는 말초 혈관에 혈액 순환을 감소시키는 주된 원인이 된다. 특히 여성은 정신적인 스트레스를 받았을 때, 남성과 비교해서 말초 혈관이 수축하면서 근육에 분포되어 있는 말초 혈관에 혈액 순환이 감소될 위험성이 훨씬 크기 때문에 섬유근육통이 발병할 가능성이 남성에 비해서 훨씬 높다.

둘째로, 정신적 스트레스가 심할수록 상처 회복 속도가 느려진다. 스트레스는 시상하부-뇌하수체-부신축(Hypothalamic-Pituitary-Adrenal axis)을 활성화시켜 코르티솔(cortisol)이라는 스트레스 호르몬을 방출하는데, 이때 분비되는 코르티솔은 상처 회복에 도움을 주는 염증 세포의 활동을 방해함으로써 상처의 치유를 느리게 한다.

이와 관련된 한 가지 흥미로운 실험이 있다. 치과 대학 학생들의

7 Samaah Sullivan et al, Sex differences in Hemodynamic & Microvascular Mechanisms of Myocardial Ischemia Induced by Mental Stress[1], Arterioscler Thromb Vasc Biol. 2018;38:473-480

입천장에 고의적으로 상처를 낸 뒤에 시험을 앞두고 있는 기간과 여름 방학 가운데 어느 시기에 상처가 더 빨리 회복되는지를 조사했는데, 모든 학생들이 공통적으로 여름 방학 기간 동안에 상처 회복이 훨씬 빨랐다. 시험 때문에 스트레스를 받고 있는 상황에서는 백혈구 활동이 저하됨으로써 상처 회복에 필요한 물질 생산량이 감소했기 때문이다.

이렇게 시상하부-뇌하수체-부신축을 강하게 활성화시켜서 상처 회복을 지연시킬 수 있는 정신적 스트레스는 불확실성, 갈등을 겪고 있을 때, 자신이 겪고 있는 상황에 대한 정보가 부족하거나, 상황을 통제하기 힘들다고 느낄 때, 감정적인 욕구가 충족되지 않을 때(다른 사람에게서 사랑이나 관심을 받지 못할 때) 발생하는데, 한 가지 좋은 소식은 심리적으로 부족한 부분이 보충되면 즉시 시상하부-뇌하수체-부신축 기능은 정상으로 회복되고 상처 회복 속도도 빨라진다는 것이다.[8]

셋째로, 만성적인 스트레스는 우리 몸의 활력을 떨어뜨린다. 인체가 정신적 스트레스를 받았을 때, 앞에서 언급했듯 인체는 교감신경을 항진시키고 스트레스 호르몬 코르티솔을 방출한다. 이때 분비되는 코르티솔 호르몬은 혈압을 상승시키고, 혈당을 높이고, 집중력과 기억력을 증가시켜 주므로 인체가 위기 상황에 잘 대처할

8 When The Body Says No - Exploring the stress disease connection, Gabor Mate, M.D. p.36, 90

수 있도록 준비시켜 준다. 우리가 스트레스를 받고 있을 때 인체는 코르티솔 농도를 높게 유지하지만, 스트레스가 해소되면 코르티솔 농도는 다시 원래의 낮은 상태로 회복된다.

그런데 스트레스가 장기화되면서 코르티솔 분비가 계속 높은 상태를 유지하면, 호르몬 생산 · 조절 기능에 문제가 발생하게 되고 그 결과로 코르티솔 생산이 감소되면서 도리어 지속적으로 저하된 상태를 유지하게 된다. 결국 만성적으로 저하된 코르티솔 농도는 몸에 여러 가지 문제를 일으키는데, 몸의 활력을 떨어뜨려 만성적인 피로감을 느끼게 하고, 식욕 감소, 근육 약화, 불면증, 설사, 변비, 통증 조절이 잘 되지 않는 증상을 일으킨다.

넷째로, 만성적인 스트레스는 클로스트리디움(Clostridium) 같은 해로운 세균이 장내에 증식되도록 도와줌으로써 장내 세균총의 건강한 균형을 깨뜨린다. 또한 장관 점막 세포끼리 단단하게 연결된 결합을 느슨하게 만들어서 세포 사이 틈으로 여러 물질들이 쉽게 침투할 수 있게 되므로 이때 장내에 있던 해로운 세균, 독소, 항원이 혈액 속으로 유입되어 '새는 장 증후군(장누수증후군; leaky gut syndrome)'을 초래할 수 있다.[9]

느슨해진 장관 점막 세포를 뚫고 조직으로 침입해 들어온 독소를 제거하기 위해 인체는 면역 물질을 분비해서 대응하는데, 이

9 전우규, 장건강 및 면역질환의 보완통합의학적 접근, 한양메디칼리뷰 Vol.30 No.2, pp 109-114, 2010

러한 일련의 과정은 인체에 더 심한 스트레스를 주게 되고, 더 많은 스트레스 호르몬을 분비하게 되고, 심한 경우에는 불안증이나 우울증 같은 정신 질환을 일으킨다. 이런 경우에 락토바실러스균(Lactobacilli)이나 비피더스균(Bifidobacteria)을 포함한 프로바이오틱스를 복용했을 때 불안증과 우울증을 감소시킬 수 있었다고 한다.[10]

감염

현재까지 밝혀진 바에 의하면, 여러 종류의 세균 감염이 섬유근육통 발병과 밀접한 관련이 있다고 한다. 그런데, 아직까지 정확한 인과 관계는 밝혀지지 않았다.[11]

예를 들어 한 연구에 의하면 185명(남성 85명/여성 100명)의 만성C형 간염 환자 가운데 무려 57%인 106명을 섬유근육통 환자로 진단할 수 있었다고 한다. 이 결과로 볼 때 만성 C형 간염 바이러스 감염이 섬유근육통 발병과 매우 밀접한 관련이 있다는 사실은 확인할 수는 있었지만, 어떻게 C형 간염 바이러스가 섬유근육통을 일으키는지에 대한 인과 관계는 알아낼 수 없었다고 한다. 흥미로운 점은 섬유근육통으로 진단받은 환자106명 가운데 82명(77%)이 여성이었

10 Daniel Kuti et al, Gastointestinal(non-systemic) antibiotic rifaximin differentially affects chronic stress-induced changes in colon microbiome and gut permeability without effect on behavior, 7 Dec.2019. Brain, Behavior and Immunity.

11 Fibromyalgia - up close and personal, Mark J. Pellegrino pp.80-81, Anadem publishing

다는 점이다.[12]

B형 간염 환자에서도 비슷한 결과를 얻을 수 있었는데, 77명(남성 40명/여성 37명)의 B형 간염 환자를 대상으로 섬유근육통을 검사해 보니, B형 간염 바이러스 보균자 가운데 23%인 39명, 활동성 B형 간염 환자 가운데 21%인 38명이 섬유근육통으로 진단되었다. 반면에 B형 간염 항체를 갖고 있는 건강한 대조군(남성 43명/여성 34명)에선 4%만이 섬유근육통으로 진단되었다. 흥미로운 것은 섬유근육통으로 진단된 B형 간염 환자 가운데 71%가 여성이었다는 점이다.[13] 그리고 B형 간염 환자 가운데서 섬유근육통 발생 확률이 매우 높았고, 대조군에 비해 통증도 심했고 압통점 개수도 훨씬 많이 발견되었다는 연구도 있었다.[14]

이러한 일련의 연구 결과를 보면서 우리는 이런 질문을 해 볼 수 있다. B형 · C형 간염 여성 환자 가운데서 섬유근육통이 많이 발생하는 이유는 무엇인가? 간염 바이러스가 유독 여성에게서 섬유근육통을 일으키는 독특한 특성을 지녔기 때문인가? 아니면 세균이 인체에 침입해서 염증을 일으켰을 때 여성의 신체가 바이러스와 싸

12 Ausaf Mohammad et al, Prevalence of Fibromyalgia Among Patients With Chronic Hepatitis C Infection-Relationship to Viral Characteristics and Quality of Life, J Clin Gastroenterol Vol. 46, Number 5, May/June 2012

13 Mustafa Ozsahin et al, The prevalence of fibromyalgia among patients with hepatitis B virus infection, Int J Clin Exp Med. 2013; 6(9): 804-808

14 Yazmalar et al, Fibromyalgia incidence among patients with hepatitis B infection, International J of Rheumatic diseases July 2016, Vol. 19 Issue 7, 637-643

우면서 나타내는 반응이 섬유근육통 증상을 일으키기 때문인가?

인체에 감염되었을 때, 섬유근육통을 유발할 수 있는 세균들에는 다음과 같은 종류들이 있다.

- **바이러스 감염** – B형 간염, C형 간염, 엡스타인-바 바이러스, 아데노 바이러스, 인플루엔자, AIDS
- **박테리아 감염** – 살모넬라, 리스테리아, 마이코플라스마, 폐렴 클라미도필라
- **진균 감염** – 캔디다

반복 사용 긴장성 증후군(repetitive strain injury)

2001년에 브라질에서 금속 노동자를 대상으로 한 흥미로운 연구가 있었다. 반복 사용 긴장성 증후군을 앓고 있는 34명의 노동자를 조사해 보니, 그 가운데 58.8%가 섬유근육통으로 진단되었다.

반복 사용 긴장성 증후군이란 어떤 작업을 계속 반복할 때 무리하게 사용하는 근육에 오게 되는 손상이다. 무리하게 사용한 근육은 피로가 누적되고 단단하게 뭉치면서 혈액 순환이 저하되는데 이때 근육에 노폐물이 축적되고 산소 부족이 발생하면서 염증과 통증을 일으키게 된다. 이러한 발병 과정은 섬유근육통과 매우 흡사하기 때문에 반복 사용 긴장성 증후군을 앓고 있는 사람들이 섬유근육통으로 진단을 받는 경우가 많다.

이 연구에서 우리가 주목해 볼 만한 흥미로운 사실은 832명(48% 남성, 52% 여성)의 공장 노동자 가운데 35명이 반복 사용 긴장성 증후군 환자였는데, 그 가운데 단 1명만이 남자였고 나머지 34명은 모두 여자였다는 점이다. 공장 전체 노동자 가운데 절반 가까이가 남성이었는데도 불구하고 반복 사용 긴장성 증후군 환자 가운데 남성은 단 한 명밖에 없었고, 대부분 여성이었다.

이런 조사 결과에 대해 논문 저자는 여성들이 직장에서 노동을 할 뿐만 아니라, 집에서 요리하고 어린 자녀를 돌보는 등 집안일을 하기 때문에 노동 강도가 두 배로 증가하게 되면서, 근육이 휴식할 수 있는 충분한 시간을 갖지 못한 것이 한 가지 원인이라고 설명한다. 또한 여성들이 받는 정신적 스트레스도 여성들에게서 반복 사용 긴장성 증후군이 증가한 원인이라고 설명하고 있다. 이런 흥미로운 결과는 섬유근육통 환자의 90% 정도가 여성 환자라는 통계와 일치하며, 여성이 남성에 비해 얼마나 쉽게 만성적인 근육통으로 인해 고통당할 수 있는지를 잘 보여 주는 자료이다.[15]

15 Andrea L. et al, An evaluation of the association between fibromyalgia and repetitive strain injuries in metalworkers of an industry in Guarulhos, Brazil, Joint Bone Spine 2001 ; 68 : 59-64

트라우마

평소 섬유근육통이 발생할 수 있는 잠재 요소를 갖고 있는 사람들에게 교통사고가 발생했을 때, 교통사고로 인한 트라우마가 섬유근육통을 일으키는 유발 인자로서의 역할을 한다는 연구 결과가 있었다.[16] 수술로 인한 트라우마 역시 교통사고와 마찬가지로 섬유근육통을 일으키는 유발 인자로서의 역할을 하는데, 수술 이후에 통증이 몸 전체로 퍼지면서 섬유근육통 증상을 나타내는 경우가 있다.

유전적 요인

한 연구에 의하면 섬유근육통 환자들의 가족(부모, 형제, 자녀)을 조사해 보니 가족 성원의 26% 정도가 섬유근육통을 앓고 있다고 한다. 또 다른 연구에 의하면 엄마가 섬유근육통을 앓고 있는 스무 가족의 자녀들 58명을 조사해 보았더니 그 가운데 16명(28%)의 자녀들이 섬유근육통으로 진단되었다고 한다.[17] 이러한 유전적 요인이 발생하는 이유는 섬유근육통 발병과 깊은 연관성을 갖고 있는 우울증 같은 정신적인 요소와 생활 습관을 가족 성원들이 함께 공유하기 때문이라고 추측된다.

16 McLean et al, Fibromyalgia after motor vehicle collision: evidence and implications, Traffic Inj Prev. 2005 Jun;6(2):97-104

17 Buskila et al, Genetics of fibromyalgia, Current Pain and Headache Reports, October 2005, Volume 9, Issue 5, pp 313-315

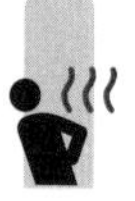

섬유근육통이 여성들에게 많은 이유

섬유근육통이 발생하는 비율을 남녀로 비교해 보면, 남:녀=1:9 정도로 여성 환자들이 90% 이상을 차지한다.[1] 여성이 남성에 비해 압도적으로 섬유근육통을 앓을 확률이 높은 이유를 조사해 보면, 섬유근육통의 근본 원인을 찾는 데 중요한 단서를 얻을 수 있다.

섬유근육통은 근육에 분포되어 있는 말초 혈관에 혈액 순환이 나빠지면서 근육 조직에 손상이 오고, 이 손상을 회복하기 위해 인체가 일으키는 통증과 염증이 전신 근육통을 발생시킨다. 그러므로 말초 혈관에 혈액 순환이 저하되어 있는 사람들에서 섬유근육통이 쉽게 발생한다고 볼 수 있다. 그럼, 여성과 남성 사이에 말초 혈관

1 Bartels et al, Fibromyalgia, diagnosis and prevalence. Are gender differences explainable?, Ugeskr Laeger. 2009 Nov 30;171(49):3588-92.

혈액 순환은 어떤 차이가 있는지 살펴보자.

말초 혈관의 개수

첫째, 여성은 남성에 비해 근육에 말초 혈관을 적게 갖고 있다. 한 논문에서 근육 내 말초 혈관 분포에 대해 남녀 성별에 따른 차이를 알아보고자, 건강한 40~65세 사이의 여성 23명과 남성 26명의 허벅지 근육에서 조직을 떼어 내어 근육에 분포되어 있는 말초 혈관의 분포를 조사해 보았는데, 여성들의 말초 혈관 분포가 남성에 비해 저하되어 있다는 사실을 발견하였다.

혈관 밀집도를 혈관상피세포/근섬유로 관찰했을 때, 남성이 1.6±0.4였고, 여성이 1.4±0.3으로 근육에 분포되어 있는 말초 혈관은 여성이 남성의 87% 정도 수준밖에 되지 않았다. 또한 혈관상피세포/㎟로 관찰했을 땐 남성이 347.9±95.5였고, 여성이 309.8±60.9로서 여성이 남성의 89% 정도 수준으로 나타났다.[2]

더욱이 다른 한 논문에선 같은 여성 가운데서도 섬유근육통을 앓고 있는 여성이 건강한 여성과 비교할 때 훨씬 적은 말초 혈관을 갖고 있는 것으로 밝혀졌다. 건강한 여성 11명과 섬유근육통을 앓고 있는 여성 11명의 허벅지 근육에서 근육 일부를 채취하여 조사

2 Jennifer Robbins et al, A sex-specific relationship between capillary density and anaerobic threshold, J Appl Physiol (1985). 2009 Apr; 106(4)

하였는데, 건강한 여성은 말초 혈관 개수/근섬유 수치가 1.28±0.25였고, 섬유근육통이 있는 여성은 1.01±0.24를 나타냈다. 즉 섬유근육통을 앓고 있는 여성은 건강한 여성의 약 79% 정도의 근육 말초 혈관을 갖고 있다는 결과였다.[3]

이 두 개의 논문을 정리해 보면, 원래 여성은 남성에 비해 근육에 적은 밀도의 말초 혈관 분포를 갖고 있다. 어느 부위에 말초 혈관 밀도가 적게 분포되어 있다는 것은 그 부위에 혈액 공급이 적게 이뤄지고 있다는 의미이다. 그러므로 여성은 남성에 비해 근육에 혈액 공급이 적게 이뤄질 수밖에 없는 구조적인 문제를 안고 있다고 할 수 있다. 설상가상으로 섬유근육통을 앓고 있는 여성은 건강한 여성과 비교해서도 훨씬 낮은 말초 혈관 분포를 갖고 있는 것으로 밝혀졌다. 결국, 섬유근육통을 앓고 있는 여성은 낮은 말초 혈관 밀도로 인해 근육 내 혈액 순환이 현저하게 저하될 수밖에 없는 구조적인 결함을 안고 있다.

말초 혈관의 혈액 순환

둘째, 여성은 남성에 비해 말초 혈관 혈액 순환이 저하되어 있

3 Ratchakrit et al, Association of Fibromyalgia with altered skeletal muscle characteristics which may contribute to postexertional fatigue in postmenopausal women, Arthritis & Rheumatism Vol.65, No.2, February 2013, pp 519-528

다. 이런 남녀의 차이를 비교한 연구가 있었는데 손과 손가락(2-3번째 손가락), 피부(엄지손가락 바닥 부위)의 혈액 순환을 조사한 결과 여성과 남성에서 큰 차이를 발견할 수 있었다.

여성의 손에 흐르는 혈액 순환은 남성 혈액 순환의 51% 정도, 손가락은 45%, 피부는 30%로 측정되었다. 상온에서 여성의 손에 흐르는 혈액 순환은 남성이 찬물 속에 손을 넣고 있을 때보다도 오히려 저하되어 있었는데, 여성의 말초 혈관 혈액 순환이 남성에 비해 크게 저하되어 있는 이유는 남녀 호르몬의 차이 때문이 아니라, 여성의 말초 혈관이 교감신경의 과도한 영향을 받아 긴장되어 있기 때문이라고 논문에서는 강조했다.[4]

지금까지 살펴본 대로 여성들은 남성에 비해서 현저하게 적은 숫자의 말초 혈관 분포를 갖고 있을 뿐만 아니라, 동일한 정신적 스트레스를 받았을 때 교감신경 작용에 따른 말초 혈관의 혈액 순환 감소를 남성보다 더 심하게 경험하게 된다. 섬유근육통을 일으키는 주된 원인은 근육내 말초 혈관의 혈액 순환 장애인데, 여성이 남성과 비교할 때 말초 혈관의 혈액 순환이 현저하게 감소되어 있기 때문에 여성이 섬유근육통을 앓을 가능성이 훨씬 증가하게 된다. 이것이 바로 섬유근육통 환자의 남녀 비율이 1:9로 나타나는 이유이다.

4 Cooke JP et al, Sex Differences in Control of Cutaneous Blood Flow, Circulation. 1990 Nov;82(5):1607-15

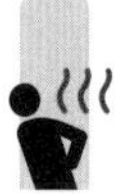

섬유근육통 환자들의 온몸이 아픈 이유

가을이 되면 제일 먼저 떠오르는 이미지는 탐스럽게 익은 사과나 배가 나무에 주렁주렁 열려 있는 모습이다. 그런데 실제 사과나무나 배나무에 가까이 다가가서 살펴보면 튼실하게 잘 자란 열매도 있지만, 영양분을 잘 공급받지 못해서 찌글찌글 시든 열매도 볼 수 있다. 시들어 보이는 열매들은 과일 조직이 죽진 않았지만, 과육이 위축되고 쪼그라들어 가지에 간신히 붙어 있는 상태이다. 물과 영양분이 충분하더라도 과일에까지 전달되지 못하면 과일은 마르고 쪼그라들게 된다.

우리 인체도 마찬가지인데 아무리 충분한 산소와 영양분이 혈액 속에 녹아 있더라도, 근육 조직에 혈액 순환이 잘 이뤄지지 못해 근육 세포가 산소와 영양분을 충분하게 공급받지 못하면 근육 조직은 산소 부족과 영양실조에 빠지게 된다. 결국 가지에 간신히 붙어는 있지만, 시들고 있는 과일과 똑같은 상황을 겪게 되는 것이다.

많은 연구 결과는 섬유근육통 환자의 근육 말초 혈관에 혈액 순환이 감소되어 있다는 사실을 알려 주는데, 이것이 섬유근육통 환자들이 겪는 전신 근육통의 주된 원인이라고 생각한다. 그럼 섬유근육통 환자들의 근육에 혈액 순환이 저하되는 이유는 무엇이고, 그 결과로 인체에선 어떤 현상들이 발생하는지 함께 생각해 보자.

근육에 분포된 말초 혈관에 나타난 문제점

섬유근육통 환자들의 근육을 조사해 보면 말초 혈관 밀집도(말초 혈관 개수/㎟)가 낮았으며[1], 말초 혈관 상피세포가 매우 두꺼웠는데[2] 그 결과로 말초 혈관 혈액 순환이 더욱 나빠졌다.

교감 신경 항진

인체가 통증을 느끼게 되면 교감 신경의 활동이 활발해지고, 통증으로 육체 활동이 감소하게 되면 교감 신경의 활동은 더욱 강해

1 Lindh et al, Muscle fiber characteristics, capillaries and enzymes in patients with fibromyalgia and controls. Scand J Rheumatol. 1995;24(1):34-7

2 Lindman et al, Capillary Structure and Mitochondrial Volume Density in the Trapezius Muscle of Chronic Trapezius Myalgia, Fibromyalgia and Healthy Subjects. Journal of Musculoskeletal Pain Volume 3, 1995

지게 된다. 이런 이유로 교감 신경 항진은 섬유근육통 환자의 말초 혈관 혈액 순환을 악화시키는 여러 가지 요인 가운데 하나이다.[3]

근육에 혈액 공급이 부족해질 때 나타나는 현상들

우리 인체는 혈액 순환을 통해 근육에 필요한 산소와 영양분을 공급해 주고, 또 근육은 산소와 영양분을 사용한 뒤에 배출되는 노폐물을 혈액에 실어 몸 밖으로 배출한다. 이런 중요한 생리 작용은 혈액 순환을 통해 유지되는데, 만약 근육에 혈액이 충분하게 공급되지 못하면 근육에선 어떤 문제들이 발생하기 시작할까?

근육의 산소 부족(Hypoxia)

살아 있는 모든 세포는 산소를 필요로 한다. 특히 근육 세포에선 더 많은 산소를 필요로 하는데, 세포 속에 있는 미토콘드리아에서 산소를 사용해서 에너지원인 ATP를 만들어 내기 때문이다. 즉, 충분한 산소가 있어야 근육이 힘을 쓰는 데 필요한 충분한 에너지를 생산해 낼 수 있는 것이다. 그런데 섬유근육통 환자의 근육을 조사해 보면 산소 농도가 저하되어 있다. 한 연구 논문에 의하면, 섬유

3 Kulshreshtha et al, Autonomic nervous system profile in fibromyalgia patients and its modulation by exercise: a mini review. Clin Physiol Funct Imaging. 2013 Mar;33(2):83-91.

근육통 환자들의 어깨와 팔 근육 압통점에서 피하조직 산소 포화도를 측정해 보았더니 수치가 모두 정상 이하로 낮게 검출되었다고 한다.[4]

인체가 운동을 하면, 혈액이 근육으로 몰려들면서 산소를 공급해 주고, 근육은 혈액으로부터 충분한 산소를 공급받아 근육 활동에 필요한 에너지를 만들게 된다. 그런데 연구에 의하면 섬유근육통 환자의 근육은 운동을 할 때 산소를 빠르게 흡수하지 못하고, 운동이 끝난 뒤에도 산소 포화도가 정상으로 돌아가는 데 더 많은 시간이 소요되었다고 한다.[5] 이런 결과는 혈액 순환 감소로 인해 섬유근육통 환자의 근육에 산소 공급이 느려졌기 때문이다.

근육과 뇌에 젖산 축적

근육에 혈액 공급이 감소되면 근육에 필요한 산소가 부족해지게 된다. 산소는 우리 몸의 에너지 공장이라고 불리는 미토콘드리아에서 포도당을 ATP로 만드는 데 필수적인 요소인데, 산소 공급이 줄어들면 미토콘드리아에서 만들어지던 ATP 생산이 대폭 감소하게 된다. 그 대신 포도당은 미토콘드리아를 거치지 않고서 그냥 분해가

4 Lund N et al, Muscle tissue oxygen pressure in primary fibromyalgia Scand J Rheumatol. 1988;15(2):165-73

5 Shang Y. et al, Noninvasive optical characterization of muscle blood flow, oxygenation, and metabolism in women with fibromyalgia. Arthritis Res Ther. 2012 Nov 1;14(6):R236.

되는데, 이때 발생되는 젖산이나 에탄올이 세포를 산성화시킨다. 건강한 사람들도 운동을 많이 한 뒤엔 근육 속에 젖산이 남게 되는데 이는 일시적으로 나타나는 현상이고 곧 회복된다. 그러나 장기간에 걸쳐 근육에 산소가 충분하게 공급되지 못하는 경우엔 젖산이 계속해서 근육에 축적되고, 이는 근육통과 근육 피로를 일으킨다.

실제로 여러 연구에서 과학자들은 섬유근육통을 앓는 환자의 어깨 근육(승모근)에 많은 젖산이 축적되어 있다는 사실을 발견했다.[6] [7] 놀랍게도 근육뿐만 아니라, 섬유근육통 환자의 뇌에서도 젖산이 축적되어 있는 사실이 발견되었다.[8]

섬유근육통 환자의 근육과 뇌에 많은 젖산이 축적되어 있다는 연구 결과는 섬유근육통 환자의 근육과 뇌에 혈액 순환 부족으로 인해 충분한 산소가 공급되지 못했고, 이로 인해 근육과 뇌 조직이 저산소증에 빠져 있다는 사실을 우리에게 시사해 준다. 이렇게 저산소증의 결과로 젖산이 축적된 근육에선 근육 통증과 근육 피로감이 일어나게 되고, 젖산이 축적된 뇌는 만성 피로감과 사고력 저하(Fibro fog)를 겪게 된다.

6 Björn Gerdle et al, Increased interstitial concentrations of pyruvate and lactate in the trapezius muscle of patients with fibromyalgia - a microdialysis study. J of Rehabilitation Medicine Vol 42, Issue 7

7 Gerdle B. et al, Chronic widespread pain: increased glutamate and lactate concentrations in the trapezius muscle and plasma. Clin J Pain. 2014 May;30(5):409-20.

8 Natelson et al, Effect of Milnacipran Treatment on Ventricular Lactate in Fibromyalgia: A Randomized, Double-Blind, Placebo-Controlled Trial. J Pain. 2015 Nov;16(11):1211-9.

혈액 순환 감소로 인한 근육의 통증과 염증

과학자들의 연구에 의하면, 근육이 활동을 멈추고 있을 땐 오랜 시간 혈액 공급이 잘 되지 않더라도 통증이 발생하지 않지만, 혈액 공급이 부족한 상황에서 근육을 움직이기 시작하면 1분 안에 즉시 통증이 발생한다고 한다. 즉, 움직이는 근육을 지원하기 위해서 혈액은 끊임없이 산소와 영양분을 공급해 주고 이산화탄소와 노폐물을 배출해야 하는데, 만약 근육에 공급되는 혈액 순환에 차질이 발생하면 통증이 느껴지기 시작하는 것이다. 그럼 이때 근육에 나타나는 어떤 변화들이 통증을 일으키는 것일까?

움직이고 있는 근육에 혈액 공급이 줄어들면, 근육은 산성화되기 시작하고(pH↓), 근육 조직엔 젖산이 축적되고(lactate↑), 아데노신 삼인산이 증가하고(ATP↑), 신경 성장 요소(Nerve Growth Factor)가 증가하는데(NGF↑) 이런 모든 변화들은 근육에 분포되어 있는 신경 말단을 자극해서 강한 통증을 일으키게 된다.[9] 이때 우리가 주목해야 될 점은 근육에서 증가하는 신경 성장 요소(NGF)는 근육통을 일으키기도 하지만, 손상된 근육을 회복시키는 과정에서 신경을 재생하고 신경 네트워크를 만드는데 아주 중요한 역할을 수행한다는 점이다.[10]

9 Joseph L. et al, Chronic non-inflammatory muscle pain: central and peripheral mediators. Current Opinion in Physiology 2019,11:67-74

10 Mitra L. et al, Nerve Growth Factor Improves the Muscle Regeneration Capacity of Muscle Stem Cells in Dystrophic Muscle. HUMAN GENE THERAPY 17:180-192

한편 근육 조직에 머물고 있던 대식 세포(Macrophage)가 근육 조직을 보호하기 위한 활동을 개시하는데, 섬유근육통 환자의 근육에서 대식 세포는 히스타민, 브라디키닌, 프로스타글란딘, 종양괴사인자, 인터류킨(IL-1,IL-6,IL-10) 같은 여러 가지 염증성 물질을 분비해서 섬유근육통 환자의 근육 조직에 통증과 염증을 일으킨다.[11] 대식 세포는 이런 염증성 물질을 분비함으로써 손상된 근육에 새로운 근육과 혈관을 생성하는 일을 주도함으로써 근육 재생에서 매우 중요한 역할을 수행한다.[12]

또 다른 한 연구에 의하면 섬유근육통을 앓는 환자의 어깨 근육과 혈액 속에서 강력한 통증 유발 물질인 글루타메이트(glutamate)가 발견되었다고 한다.[13] 이 물질은 근육에 있는 통각신경말단을 자극하는데, 이때 신경에서 발생된 전기 신호는 감각신경을 통해 척수를 타고 뇌로 올라가 시상(Thalamus)에 도착하고, 대뇌 피질로 전달되면 비로소 통증으로 인식된다.

지금까지 살펴본 것처럼 말초 혈관에 혈액 공급이 감소하면서 촉

(February 2006)

11 Theoharis C. et al, Fibromyalgia Syndrome in Need of Effective Treatments. Journal of Pharmacology and Experimental Therapeutics November 2015, 355 (2) 255-263

12 Junio D. et al, Macrophages Are Key Regulators of Stem Cells during Skeletal Muscle Regeneration and Diseases. Stem Cells International, Volume 2019, Article ID 4761427, 20 pages

13 Gerdle B. et al, Chronic Widespread pain: increased glutamate and lactate concentrations in the trapezius muscle and plasma. Clin J Pain. 2014 May;30(5):409-20

발된 산소 부족과 노폐물 축적은 결국 근육에 손상을 일으키고, 손상된 근육은 위기 상황을 극복하고 손상된 근육 조직을 복구하기 위해 통증과 염증 반응을 일으킨다. 최근에 이와 관련된 중요한 연구가 있었는데, 섬유근육통 환자들의 어깨 근육(승모근)에서 특징 있는 여러 개의 단백질을 찾아냈다. 이 단백질들은 모두 스트레스와 염증, 근육 손상, 근육 위축, 근육 복구와 관련되어 있는 단백질이었다. 이 단백질들이 섬유근육통 환자의 승모근에서 발견되었다는 사실은 섬유근육통 환자들의 근육에 근육 위축이 있었고, 통증과 염증 과정이 발생했으며, 그에 따른 근육 복구 과정이 일어났음을 보여 준다.[14]

혈액 순환 감소로 인한 활성 산소의 증가

혈액 공급이 나빠져 허혈 상태에 빠졌던 근육에 혈액 공급이 다시 원활해지기 시작하면 근육에 허혈 재관류 손상(Ischemic Reperfusion Injury; IRI)이 나타날 수 있다.

세포엔 활성 산소 같은 자유라디컬(Free Radical)을 제거해 주는 제거 장치(Scavenging System)가 존재한다. 이런 기능을 수행하는 물질을 항산화제(Antioxydants)라고 부르는데, 조직에 혈액 공급이 부족

14 Patrik O. et al, Specific proteins of the trapezius muscle correlate with pain intensity and sensitivity - an explorative multivariate proteomic study of the trapezius muscle in women with chronic widespread pain. J Pain Res. 2016 Jun 2;9:345-56.

해져 세포가 저산소증에 빠지게 되면 세포 속 미토콘드리아 기능이 저하되고, 세포 내 항산화제도 감소하게 된다. 만약 허혈 상태인 조직에 혈액이 활발하게 순환하기 시작하면, 저산소증에 빠져 있던 근육 조직엔 산소가 풍부하게 공급되기 시작한다. 그렇지만 그동안 기능이 저하되어 활동이 둔화되어 있던 미토콘드리아는 풍부하게 공급되는 산소를 모두 사용하지 못하게 된다.

이때 사용되지 못하고 남는 산소는 자유라디컬(Free Radical)의 한 종류인 활성 산소로 변한다. 허혈 상태였던 조직은 항산화제가 부족하기 때문에 활성 산소를 충분히 제거해 주지 못한다. 실제 섬유근육통 환자의 근육에는 제거되지 못하고 남은 자유라디컬(활성 산소)이 증가해 있는데, 한 연구에서는 85명의 섬유근육통 환자와 80명의 대조군을 비교해 보니, 섬유근육통 환자에게서 자유라디컬 수치가 높아져 있다는 사실을 발견했다.[15]

활성 산소는 짝을 짓지 못한 전자를 가지고 있어 반응성이 매우 크기 때문에 다른 원소들과 쉽게, 그리고 빠르게 결합할 수 있다. 즉 활성 산소는 짝 잃은 전자를 무기로 이미 잘 결합돼 있는 원소들에게 다가가 그 결합을 끊고 안정된 원소들을 납치해 간다. 그 결과로 활성 산소 때문에 짝을 잃은 다른 원자들도 불안정해지게 되며 이는 곧 세포의 붕괴로 이어진다. 세포 외벽인 세포막을 공격해 세

15 Selda Bagis et al, Free radicals and antioxidants in primary fibromyalgia: an oxidative stress disorder?. Rheumatology International April 2005, Volume 25, Issue 3, pp 188-190

포의 구조를 무너뜨리고 세포 내의 다른 기관들도 공격하게 된다.

섬유근육통 환자 45명의 활성 산소와 항산화제 농도를 조사해 보았더니 섬유근육통 환자의 혈액 속 활성 산소 농도는 높아져 있고, 반면에 활성 산소를 제거해 주는 항산화제 농도는 저하되어 있었다고 한다. 이 연구 결과를 통해 우리는 섬유근육통 환자들이 심각한 활성 산소의 공격에 노출되어 있다는 결론을 얻을 수 있다. 제거되지 못하고 체내에 남게 된 활성 산소는 근육 세포를 공격해서 근육의 구조에 악영향을 줌으로써[16] 근육 통증과 근육 강직을 일으킬 뿐만 아니라, 근육 세포 내 미토콘드리아를 파괴해서 미토콘드리아의 숫자와 형태에도 나쁜 영향을 끼친다.[17]

이때 손상된 조직과 혈관을 복구하기 위해 임파구 같은 면역세포들이 혈관에서 조직 속으로 이동하여 염증을 일으키는데 특히 대식세포와 중성구 같은 면역세포들은 인터류킨(Interleukin), 종양제거인자(Tumor Necrosis Factor) 외에도 많은 사이토킨(Cytokine)을 분비해서 통증과 염증을 일으킨다. 또한 성장인자(Growth Factor)도 분비되는데, 이 물질은 통증을 일으킬 뿐 아니라 근육 조직과 혈관을 재생하는 데 중요한 역할을 수행하게 된다.[18]

16 근육의 Z밴드를 무너뜨리고, 근섬유막(Sarcolemma)에 손상을 준다.

17 M. La Rubia et al, Is fibromyalgia-related oxidative stress implicated in the decline of physical and mental health status?. Clin Exp Rheumatol 2013; 31 (Suppl. 79): S121-S127.

18 Diao et al Nerve growth factor promotes angiogenesis and skeletal muscle fiber

통증은 인체를 위해 어떤 역할을 하는가?

통각신경말단에서 시작된 통증 신호는 대뇌로 전달되어 인체가 위험한 상황에 빠졌음을 경고해 줌으로써, 뇌가 문제 해결을 위해 적극적인 해결책을 찾도록 돕는다. 국제통증학회는 통증을 인체에 조직 손상이 발생했을 때 갖게 되는 불쾌한 감각과 감정이라고 정의하는데, 통증이 하는 역할은 첫째 우리가 통증을 일으키는 원인으로부터 물러나서 피하도록 도와주고, 둘째 상처로부터 회복될 수 있도록 활동과 음식 섭취를 제한해서 스스로 몸을 잘 돌보도록 돕고, 셋째 아프다고 소릴 질렀을 때 다른 사람들도 위험으로부터 피할 수 있도록 경고해 주는 역할을 한다.

이뿐만 아니라 통증 신호는 척수를 통해 뇌간(Brainstem)에 있는 심혈관 조절 센터(Cardiovascular control center)로 신경 자극을 보내서 교감신경 작용을 활성화시키므로 심장 박동을 증가시키고, 혈압을 높여 줌으로써 몸 전체 혈액 순환을 촉진시켜 주는데[19], 이 과정을 통해 근육에 더 활발하게 혈액을 공급해 주는 운동 압력 반사(Exercise Pressure Reflex; EPR) 작용을 일으킨다.[20] [21] 이렇게 통증은 우

remodeling in a murine model of hindlimb ischemia Chin. Med. J. 129 pp313-319

19 Yasumi Uchida et al, Kininogen and Kinin Activity during local Ischemia in man, Jap. Heart J. Nov. 1969, 503-508

20 Exercise Pressure Reflex (EPR): 운동을 할 때 심장 박동과 혈압을 증가시켜 혈액 공급을 증가시키는 심혈관 반사작용

21 Luis F. et al, Peripheral Mechanisms of Ischemic Myalgia, frontiers in cellular neuroscience, Vol.11, Article 419, 22 Dec 2017

리를 고통스럽게도 만들지만, 반면에 우리에게 위험을 경고해 주고 혈액 공급을 촉진해 줌으로써 당면한 위험에서 빨리 벗어날 수 있도록 우리를 보호해 주는 역할을 한다.

통증을 일으키는 물질들

인체의 모든 조직엔 통각 수용체(nociceptor)가 분포되어 있다. 통각 수용체는 구심성 신경세포, 즉 감각 신경 말단 끝에 있는데, 기계적인 자극(손끝을 바늘에 찔림), 온도 변화(뜨거운 물, 차가운 얼음), 화학 물질 변화(고추를 먹었을 때 캡사이신의 매운맛 때문에 혀끝이 얼얼한 느낌)가 있을 때 이런 변화를 감지해서 중추신경(척수, 뇌)으로 전달하는 역할을 한다.

그런데 통각 수용체는 외부 자극뿐만 아니라 인체 세포에서 분비하는 다양한 물질에도 반응하는데, 면역 세포들이 분비하는 단백질인 다양한 사이토카인(cytokine)들(인터류킨Interleukin, 인터페론Interferon, 종양괴사인자Tumor necrosis factor, 성장인자Growth factor)뿐만 아니라, 세포가 파괴될 때 분비되는 포타슘(Potassium), 혈관이 손상 되었을 때 혈소판에서 분비되는 세로토닌(Serotonin), 혈액 속 단백질에서 분비되는 브라디키닌(Bradykinin), 면역세포인 비만세포에서 분비되는 히스타민(Histamine), 세포벽이 손상될 때 분비되는 아라키돈산으로부터 만들어지는 프로스타글란딘(Prostaglandin), 신경에서 직접 분비되는 P물질(Substance P) 같은 수많은 물질들이 통각 수용체를 자극해서 통증을 일으킬 수 있다. 이런 물질에 의해 촉발된 통증은 상처를 입은 조직이 빠르게 회복하는 데 도움을 주는데, 바로 염증(Inflammation)이라는 치유 과정을 통해서 그 역할을 수행한다.

예를 들어 감각 신경 말단에서 분비되어 강력한 통증을 일으키는 신경펩티드인 P물질(Substance P)은 신체 조직이 손상되었을 때 혈관 내피 세포 증식을 촉진해 주는 작용뿐만 아니라 골수 줄기 세포의 증식과 발달을 촉진해 줌으로써 손상된 조직을 재건하는 데 중요한 역할을 한다. 2015년에 삼성병원-KIST 연구팀은 P물질을 펩타이드와 결합시켜 관절에 주사제로 주입했을 때 연골 세포가 노화로 죽는 비율을 대조군의 절반으로 떨어뜨림으로써 관절염 개선에 뚜렷한 효과를 거두었다는 발표를 하였다.[22]

인체의 강력한 힐링 시스템 - 염증

세포 생존에 필요한 산소와 에너지는 줄어들고, 노폐물은 축적되면서 손상되기 시작한 근육 조직은 위기를 극복하기 위해 가동할 수 있는 모든 능력을 동원해서 염증 반응을 일으킨다. 우선 손상된 조직 주변에 분포되어 있는 혈관의 혈관벽을 느슨하게 열어서

22 몸속 줄기세포 끌어모아 관절염 치료한다. 삼성서울병원-KIST연구팀. 염증 부위에 줄기세포 모으는 P물질 규명. 연합뉴스 2015-11-10

혈액을 따라 순환하고 있던 면역세포들이 조직으로 쉽게 빠져나오도록 도와주는데, 이때 조직으로 스며 나온 면역세포들은 사이토카인(Cytokine)[23]이라는 염증물질을 분비한다. 이때 분비되는 인터류킨 IL, 종양괴사인자 TNF 같은 물질들은 신경 말단을 자극해 통증 신호를 일으켜서 뇌에 위험 상황을 알려 주고, 손상된 조직을 복구하는 데 필요한 모든 지원을 요청한다. 또한 주변 혈관을 느슨하게 확장시켜 더 많은 혈액이 흐를 수 있도록 촉진하고, 백혈구들을 상처를 입은 조직으로 불러들여 이미 죽은 세포나 노폐물들을 청소하도록 마련한다.

이때 조직에는 새로운 세포의 성장과 분화를 돕기 위해 다양한 성장인자(Growth Factor)도 분비된다. 이렇게 면역 세포들이 분비한 사이토카인(Cytokine), 성장인자(Growth Factor), 손상된 조직에서 분비된 브라디키닌[24], 프로스타글란딘[25] 같은 염증 물질, 신경계에서 분비하는 수많은 신경전달물질(Neuro Peptides)은 강력한 통증과 염증을 일으켜서 우리를 고통스럽게 만든다. 그러나 이 물질들은 상

23 사이토카인(Cytokine)은 면역세포에서 분비하는 단백질을 총칭하는데, 다른 세포나 자기 자신에게 영향을 줄 수 있다. 다양한 종류의 인터류킨(IL), 인터페론(IFN), 종양괴사인자(TNF)들이 있다.

24 브라디키닌(Bradykinin)은 아미노산 9개가 결합해서 만들어진 펩타이드이다. 염증을 일으키는 물질로서 Nitric Oxide 등 여러 가지 물질을 분비하여 혈관을 확장시키는 작용을 한다. 또한 신경을 자극해서 통증을 일으킨다.

25 프로스타글란딘(Prostaglandin)은 아라키돈산에 COX-1, COX-2 효소가 작용해서 만들어지는 지질 화합물인데, 염증을 일으키는 물질로서 혈관을 확장시키는 작용, 혈소판 응고를 방해하는 작용, 통증을 일으키는 작용을 한다.

처 부위에 혈액 순환을 활발하게 촉진시켜서 재생에 필요한 물질을 손상된 조직에 빠르게 공급해 주고, 죽은 세포를 청소해 줄 뿐만 아니라, 새로운 혈관과 신경 네트워크를 갖춘 건강한 조직이 새롭게 재건되는 일을 돕는다.

이렇게 다양한 물질과 정교한 과정을 거쳐서 일어나는 통증과 염증은 때때로 우리를 고통스럽게 만들기도 하지만, 우리의 생존을 위해서 없어서는 안 될 매우 중요한 보호 장치임이 분명하다.

통증과 염증이 계속되는 이유

말초 혈관 분포가 저하되어 있고, 교감 신경이 항진되어 있는 탓에 섬유근육통 환자들의 근육에는 혈액 순환이 저하되어 있다. 이런 영향으로 근육에는 산소 부족 현상이 나타나면서 젖산이 축적되고 활성 산소가 발생하여 근육 세포에 손상을 주는데, 이때 인체는 통증과 염증을 일으켜서 손상된 근육 조직에 더 많은 혈액 공급이 이뤄질 수 있도록 촉진하며 동시에 이미 손상된 조직은 제거하고 새로운 조직을 재건하는 과정을 진행하게 된다.

인체는 자기에게 속한 어떤 세포나 조직도 손상된 상태 그대로 방치해 두지 않는다. 그러므로 섬유근육통의 근본 원인이 해결되지 못해서 근육 손상이 계속되는 이상, 손상된 조직을 치유하기 위한 통증과 염증은 끝없이 계속되며 이로 인해 섬유근육통 환자들은 만성 근육통으로 고통받게 된다.

누가 우리의 진정한 적인가?

통증은 다른 감각(시각, 청각, 미각, 후각)과 달리 독특한 특징을 갖고 있는데, 인체를 위험에서 회피하도록 도와주고, 염증과 더불어 손상된 조직을 회복시켜 주는 생명 유지라는 중요한 역할을 수행한다. 생명 유지라는 중요한 역할을 온전히 수행하기 위해 인체는 모든 신경계, 면역계, 내분비계를 활용해서 통증 신호가 계속해서 효율적으로 뇌에 전달될 수 있도록 가능한 모든 일을 다 한다. 그렇다면 우리가 섬유근육통에서 벗어나기 위해 싸워 없애야 될 적은 누구인가? 나를 고통스럽게 하는 통증인가? 아니면, 인체가 통증을 사용해서 없애려고 애쓰고 있는 해로운 자극인가?

통증은 우리 몸을 위해 그냥 자기에게 맡겨진 일을 열심히 할 뿐이다. 그러므로 통증을 원수가 아닌 고마운 친구로 생각하고, 통증이 자기 일을 계속 열심히 하도록 내버려 둬야 한다. 만약 어떤 사람이 통증을 적으로 생각하고 무슨 수를 써서라도 없애 버려야겠다고 계획하고 있다면, 처음부터 시도하지 않는 것이 좋다. 왜냐면 통증은 어떤 방법을 사용해도 절대 없앨 수 없기 때문이다. 인체는 통증을 없애려는 시도에 대항해서 사용할 수 있는 모든 방법을 동원하여 통증이 절대 없어지지 않도록 스스로를 방어한다.

내 몸이 계속 아프다는 것은 내 몸에 무엇인가 해결해야 될 문제가 남아 있다는 신호이며, 통증이 내 몸을 위해 자기 역할을 충실하게 수행하고 있다는 증거이다. 그러므로 통증을 없애는 데 집중하지 말고, 내 몸을 위험에 빠뜨린 문제가 무엇인지를 찾아서 해결해 주는 데 집중해야 한다. 문제의 원인을 찾아서 제거해 주면, 통증은 가지 말라고 붙들고 있어도 저절로 사라지기 때문이다.

진통제와 소염제를 써서 통증과 염증을 억제하는 치료는 인체에 어떤 영향을 미치는가?

이런 상황을 생각해 보자. 한밤중에 정적을 가르는 요란한 화재경보기 소리에 놀라서 당신은 곤한 잠에서 깼다. 일어나서 정신을 차려 보니 코끝에 무언가 타고 있는 듯한 독한 연기 냄새가 느껴지고, 살짝 열어 놓은 문틈으로 불꽃이 어른거리는 것이 보인다. 이제 당신의 마음속에 두 가지 생각이 떠오른다. 지금은 너무 피곤하니까 화재경보기를 끄고 다시 잠자리에 들 것인가? 아니면 불을 끄기 위해 잠자리를 박차고 일어날 것인가? 만약에 당신이 너무 피곤한 나머지 화재경보기 건전지를 모두 빼 버리고 그냥 잠자리에 다시 들었다면 그 뒤에 어떤 일들이 벌어졌을까? 화재경보기가 꺼지면 타고 있던 불도 함께 꺼지는가?

당신의 몸에 어느 날 갑자기 통증과 염증이 발생하면서 당신이 그동안 누리고 있던 고요한 평화가 깨졌다고 생각해 보자. 당신은 어떻게 반응할 것인가? 약을 먹고 주사를 맞아서 통증과 염증을 없애려고 할 것인가? 아니면, 통증과 염증을 일으킨 원인을 찾아서 고치려고 노력할 것인가?

어떤 분들은 이렇게 추리할 수도 있다. "근본 원인을 찾아서 치료하는 것은 너무 힘든 일이야. 의사들에게 물어봐도 섬유근육통의 정확한 원인은 아직도 밝혀지지 않았다고 하잖아. 그리고 요즘 의학이 얼마나 발달했는데. 좋은 진통제도 많고, 효과적인 염증 약들도 시중에 많이 나와 있잖아. 지금 너무 고통스러우니까 우선 진통제와 소염제를 써서 통증과 염증을 먼저 잡아 놓고, 근본 원인은 서서히 치료해 나가면 되겠지."

계획대로 통증과 염증만 제거할 수 있으면 얼마나 좋을까? 화재 경보기는 전원을 끄면 바로 요란한 사이렌 소리가 금방 멈추지만, 인체가 지니고 있는 통증과 염증 시스템은 기계처럼 단순하게 설계되어 있지 않은데 아무리 강한 진통제와 소염제를 사용하더라도 죽기 전까지는 절대 꺼지지 않게 만들어졌다. 도리어 진통제를 사용해서 통증을 억제하려고 노력하면 할수록 인체는 더욱 강한 통증을 일으킨다. 다음 장에서 통증이란 감각이 갖고 있는 특징에 대해 자세하게 살펴보고, 왜 통증은 억누를수록 점점 더 강해지는지 그 이유에 대해 살펴보기로 하자.

섬유근육통을 일으킬 수 있는 유발 인자는 다양하다.

심각한 정신적 스트레스, 교통사고나 수술 같은

신체적 외상, 유전적 요소 등이 있다.

여러 가지 유발 인자로 섬유근육통이 시작되지만,

유발 인자가 무엇이든 결국엔 한 가지 과정을 거쳐서

섬유근육통으로 발전해 나간다.

제2장

근본 원인부터 치료하자

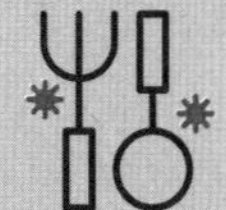

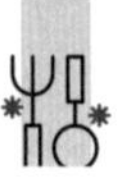

섬유근육통의 다양한 증상들

통증(Pain)

섬유근육통의 가장 주된 증상은 통증이다. 환자들이 자신의 통증을 "온몸이 아파요.", "통증이 온몸을 돌아다녀요."라고 표현할 경우에 섬유근육통을 가장 먼저 의심해 볼 수 있는데, 만성적으로 전신에 통증을 느끼게 하는 것이 바로 섬유근육통이 지닌 가장 중요한 특징 가운데 하나이기 때문이다.

섬유근육통 환자가 어제는 허리가 아팠다가 오늘은 오른쪽 어깨가 아픈 것처럼 통증이 온몸을 돌아다니는 것같이 느끼는 경우가 있는데, 실제로 통증이 돌아다니는 것은 아니고 단지 그렇게 느껴질 뿐이다. 이런 특징을 이해하기 위해선 크리스마스트리에 걸려있는 전구들을 생각해 보면 쉽게 이해할 수 있다. 전선에 연결되어 있는 각각의 전구들은 단순히 켜졌다 꺼졌다를 반복하지만, 멀리 떨어져 보면 전등 빛이 순환하는 것처럼 보인다. 마찬가지로 섬유근육통 환자의 근육은 어느 부위든 통증이 발생하고 진정되길 반복하는데, 이런 통증의 패턴이 마치 통증이 한 부위에서 다른 부위로 옮겨 가는 것처럼 느껴질 수 있지만 실제로 통증은 돌아다니거나 순환하지 않는다.[1]

날씨와 육체 활동 여부는 통증에 큰 영향을 주는 변수인데, 춥고 습한 기후에선 통증이 더 심해지고, 반대로 따뜻하고 건조한 기후에선 통증이 완화되는 경우가 많다. 그 이유에 대해선 아직까지 정확하게 알려지진 않았지만, 기후가 몸의 혈액 순환, 특히 근육의 혈액 순환에 미치는 영향 때문이라고 생각된다. 예를 들어, 춥고 습한 환경에선 몸의 혈액 순환이 저하되므로 근육 통증이 심해지게 된다. 추운 겨울날엔 냉기 때문에 말초 혈관 혈액 순환이 감소하고, 차가운 습기 때문에 땀이 배출되지 못하면서 신진 대사가 저하되기 때문에 근육의 혈액 순환이 악화된다.

반면에 따뜻하고 건조한 날씨에선 혈액 순환이 활발해지면서 근육 통증이 감소된다. 따뜻한 온도 때문에 말초 혈관 혈액 순환이 증가되며 땀 배출이 늘어나고, 건조한 공기 덕분에 땀이 공기 중으로 발산이 잘되므로 신진 대사가 더 활발해질 뿐만 아니라 쾌적한 느낌을 느끼게 된다. 이런 이유 때문에 미국이나 캐나다에선 많은

1 Fibromyalgia: Up close and personal, Mark J. Pellegrino, Anadem Publishing p.16

섬유근육통 환자들이 겨울철에 따뜻하고 건조한 날씨를 찾아서 캘리포니아 혹은 애리조나 사막 지대에 위치한 도시로 휴양을 떠나곤 하는데, 실제로 따뜻하고 건조한 지역에 머무는 동안엔 통증이 많이 줄어들었다는 경험을 얘기하는 분들이 많다.

감정적 스트레스는 통증을 악화시키는 중요한 역할을 하는데, 많은 환자들은 심한 스트레스를 받고 있는 동안에 더 심한 통증을 경험하게 된다. 스트레스는 몸의 혈관을 긴장시켜서 근육으로 가는 혈액 순환을 감소시키므로, 더 심한 통증을 일으키는 원인이 되기 때문이다.

또한 집안일이나 직업 때문에 어쩔 수 없이 육체노동을 하게 되는 경우에도 반복해서 많이 사용한 근육에서 더 심한 통증을 느끼게 된다.

피로감(Fatigue)

인체 내에서 에너지(ATP)를 가장 많이 소모하는 곳은 근육이다. 그런데 섬유근육통 환자들의 근육 세포를 조사해 보면, 근육에서 사용할 수 있는 에너지(ATP)를 생산하는 미토콘드리아 숫자가 감소되어 있고, 비정상적인 형태의 미토콘드리아가 발견된다.[2] 즉,

2 Alejandra Guillermina Miranda-Díaz et al. The Role of Oxidants/Antioxidants, Mitochondrial Dysfunction, and Autophagy in Fibromyalgia, December 20th 2017

섬유근육통 환자의 근육에선 세포의 발전소 역할을 하는 미토콘드리아 기능이 저하되어 있기 때문에 정상인의 근육보다 적은 에너지(ATP)밖에 생산해 내지 못한다. 그 결과 섬유근육통 환자의 근육은 부족한 에너지 생산 탓에 힘을 내지 못한다. 그러므로 간단한 쇼핑을 하거나 집안일을 할 때도 쉽게 피로감을 느끼게 되며, 피로감이 너무 심한 경우엔 일상 활동을 아예 하지 못하는 경우도 있다.

집중력 · 사고력 저하(Brain Fog)

섬유근육통 환자들은 생각이 갑자기 느려지는 경험을 하게 되는데, 깜빡깜빡 잘 잊어버리는 기억력 저하, 머릿속이 혼란스럽고 집중이 잘 되지 않는 집중력 저하, 극심한 정신적 피로감과 같은 어려움을 겪을 수 있다. 이런 증상이 시작되면 배터리가 방전된 것처럼 뇌기능이 저하되고 마치 머릿속이 안개로 가득 찬 것 같은 느낌을 갖게 되는데, 그래서 이 증상을 브레인 포그(Brain fog)라고도 부른다. 그동안 섬유근육통 환자들에게 이 증상이 나타나는 이유에 대해 많은 연구가 있었지만, 신경학적 · 심리학적인 검사를 시행했을 때 특이한 이상을 발견하지 못했다.

토론토 대학 심리학과 교수인 하비 몰도프스키는 섬유근육통 환자들과 정상인들을 대상으로 인지 테스트를 실시했는데, 그것은 각각의 그룹에게 생각해서 풀어야 될 네 가지 과제를 주고 그 결과를 분석한 것이었다. 그 결과, 섬유근육통 환자군은 정상인군에 비해 과제를 해결하는 데 조금 더 많은 시간이 걸리긴 했지만, 정상인군과 다름없이 과제를 완수했다고 한다.

섬유근육통 환자들이 겪는 이런 집중력과 기억력 저하 원인에 대해선 아직까지 뚜렷한 이유가 밝혀지진 않았지만, 신경계를 통해 온몸에서 전달되어 올라오는 통증 신호를 처리하는 데 뇌가 집중되어 있기 때문에, 상대적으로 덜 급한 기능인 집중 · 사고 · 기억하는 능력이 저하되는 현상이 나타난다고 설명하는 의사들이 있다. 또한 섬유근육통을 앓고 있는 환자들의 뇌에서 염증성 물질이 발견되는 것으로 볼 때 뇌에서 발생한 염증이 뇌기능 저하의 원인일 수도 있다.

섬유근육통은 근본적으로 혈액 순환 저하로 인해 발생되는 문제이다. 그러므로 근육에 혈액 공급이 부족해지면서 통증과 피로감이 발생하듯이, 뇌에도 충분한 혈액 공급이 이뤄지지 못하면 뇌 기능이 저하되면서 기억력 · 집중력 · 사고력 저하가 나타날 수 있다.

불면증(Insomnia)

섬유근육통 환자들이 겪는 중요한 증상 가운데 한 가지는 피로를 풀어 주는 숙면을 취하기 어렵다는 점이다. 잠드는 데 어려움을 겪는 경우, 잠을 자주 깨는 경우, 수면 중에 호흡이 주기적으로 멈추는 수면 무호흡증을 겪는 분들도 있다. 어떤 경우든 피로를 풀어 주고 새로운 힘을 주는 숙면을 취하기 어렵게 만든다.

두통(Headache)

많은 섬유근육통 환자들은 두통을 경험하는데, 주로 긴장성 두통과 편두통 증상을 나타낸다. 근육 긴장성 두통이라고도 불리는 긴장성 두통은 주로 목에서 통증이 시작되어 후두부를 거쳐 심할땐 관자놀이(눈과 귀의 중간 부위)까지 통증이 이어지는데, 흔히 두피에 분포하는 근육이 지속적으로 수축하면서 발생한다. 긴장성 두통 환자가 호소하는 통증은 압박감, 조이는 느낌, 또는 머리나 어깨를 짓누르는 느낌 등으로 나타나며 대부분 양측에 모두 나타난다. 대개 머리에 띠를 두른 듯 둔하고 지속적인 두통이 느껴진다.[3]

편두통은 어떤 원인으로 인해 혈관이 수축했다가 확장을 반복하면서 발생하는 두통으로, 주요 특징은 두통 중에 동반되는 증상이다. 두통이 시작되면 소화가 안 되고 심할 때는 구토를 동반하기도 한다. 빛과 소리에 민감해지는 것도 중요한 동반 증상이다. 편두통의 통증은 심장이 뛰는 것과 같은 박동성이 흔하여 환자는 '욱신욱신' 또는 '지끈지끈'한 통증을 호소한다. 지속 시간은 진통제를 복용하지 않는 경우 보통 4시간 이상 지속된다.[4] 편두통은 중년기에

3 긴장성 두통 [tension type headache] (서울대학교병원 의학정보, 서울대학교병원)

4 국가건강 정보포털 - 의학 정보

가장 잘 발생하며, 남성:여성 비율은 1:2에서 1:3 정도로 여성에게서 많이 발생한다.[5]

아침에 몸이 뻣뻣한 느낌(Morning Stiffness)

아침 기상 직후 또는 오랜 시간 한 자세로 머물렀을 때 근육과 관절이 뻣뻣해지면서 아프다가 활동을 시작하면 그제야 근육과 관절이 풀리는 경험을 하게 되는데, 이런 증상은 관절에 연결된 근육과 건이 일시적으로 경직되었다가 움직임과 더불어 풀리면서 나타나는 증상이다.

과민성 장증후군(Irritable Bowel Syndrome)

만성적인 복부 통증, 팽만감, 소화 불량과 더불어 대장 운동이 과민해지면서 설사를 일으키거나(IBS-D), 반대로 장운동이 둔화되면서 변비가 생기는 경우(IBS-C), 설사와 변비가 교차되는 경우가 있다. 2:1의 비율로 여성 환자들이 남성 환자보다 많이 발생한다. 최근에 연구를 통해 알려진 내용은 과민성 장증후군이 장내 세균-

5 Dawn C.B. et al, Sex Differences in the Prevalence, Symptoms, and Associated Features of Migraine, Probable Migraine and Other Severe Headache: Results of the American Migraine Prevalence and Prevention (AMPP) Study, Headache 2013;53:1278-1299

뇌 연결축 이상(microbiota-gut-brain disorder) 때문에 발생한다는 사실이다. 특히 세균 감염이 장내 세균총에 변화를 일으킨 뒤에 과민성 장증후군을 일으키는 경우가 있는데, 예를들어 대장균의 한 종류인 Escherichia coli O157:H7 세균의 경우 과민성 장증후군을 일으킬 확률이 36% 정도로 높게 나타난다. 그러므로 프로바이오틱스를 사용해서 건강한 장내 세균총을 되찾게 도와주는 것이 과민성 장증후군을 치료하는 좋은 방법이 될 수 있다.[6]

우울증(Depression)과 불안 장애(Anxiety Disorder)

한 연구에 의하면 191명의 섬유근육통 환자 가운데 50% 정도는 우울증 및 심한 불안 장애를 앓고 있는 것으로 조사되었다 (심한 불안 장애: 17%, 심한 우울증: 9%, 두 가지 모두 앓고 있는 경우: 24%).[7]

섬유근육통 환자들은 통증 때문에 충분한 수면을 취하지 못하게 되고 통증과 만성적인 피로감 때문에 육체적인 활동이 감소하게 된다. 이런 나쁜 생활 패턴이 우울증을 일으키고 악화시키는 데 어느 정도 기여하는 것으로 보인다. 일부 환자들의 경우엔 섬유근육통

6 Kennedy, P.J. et al. Irritable bowel syndrome: A microbiome gut brain axis disorder? World J. Gastroenterol. 2014,20, 14105-1412

7 Katherine Hadlandsmyth et al, Somatic symptom presentations in women with fibromyalgia are differentially associated with elevated depression and anxiety, Journal of Health Psychology 2017

진단 이전부터 우울증을 이미 앓고 있기도 하다.

우울증은 우울한 기분, 의욕이나 관심이 저하되며, 자존감이 떨어지고, 자주 우는 증상, 무력감, 식욕 저하, 불면증 같은 증상을 동반한다. 한 연구에 의하면 우울증의 남:녀 비율은 1:1.64였으며, 여성에게서 남성보다 더 심한 우울증 증상이 나타난다고 한다.[8] 그럼 왜 여성에게서 더 많은 우울증이 나타나는 것일까? 한 연구에 의하면 우울증을 앓는 여성들은 다른 사람과의 관계 같은 내면적인 영향을 많이 받았고, 남자들은 직업과 목표 성취 같은 외면적인 영향을 많이 받았다고 한다. 특히 여성들은 여성 호르몬이 감소할 때 우울증과 불안 장애가 발생할 확률이 더 높아진다고 한다.[9]

불안 장애는 여러 가지 문제에 대해 걱정과 근심이 너무 많아서 불안한 마음에 사로잡히는 증상인데, 무엇인가 끔찍한 일이 일어날 것 같은 근거 없는 막연한 두려움이 나타난다. 불안 장애는 불면증, 심장 박동이 빨라지면서 두근거림, 얼굴이나 가슴이 화끈거림, 불안, 초조, 사소한 일에도 지나치게 염려하는 증상을 일으키는데 불안 장애의 남:녀 비율은 1:1.7로서 여성들에게 더 많이 발

8 Romans SE. et al, Gender differences in the symptoms of major depressive disorder. J Nerv Ment Dis. 2007 Nov;195(11):905-11.

9 Paul R. Albert. Why is depression more prevalent in women? J Psychiatry Neurosci. 2015 Jul; 40(4): 219-221.

생한다.[10]

하지 불안 증후군(Restless Legs Syndrome)

다리에 스멀스멀 벌레가 기어 다니는 느낌이 들거나, 불편하고, 불쾌한 느낌과 함께 다리를 움직이고 싶은 충동을 느끼게 한다. 쉬고 있을 때나 밤에 잠을 잘 때 주로 발생하는데, 다리를 움직이면 증상이 호전된다. 한 연구에 의하면 섬유근육통 환자에게 하지 불안 증후군이 발생할 확률은 정상인에 비해 11배가 높다고 한다.[11]

이러한 하지 불안 증후군은 주로 수면 중에 발생하기 때문에 섬유근육통 환자들이 겪는 불면증의 중요한 원인이 되기도 한다. 그러므로 하지 불안 증후군이 좋아지면 섬유근육통 환자들의 수면이 개선되는 효과를 거둘 수 있다. 혈액 순환 저하, 감각 이상, 신경전달물질인 도파민 이상, 항우울제 복용을 원인으로 볼 수 있는데, 운동은 하지 불안 증후군과 섬유근육통 두 가지 모두에 매우 효과적인 치료 방법이다. 하지 불안 증후군의 남녀 발생 비율은 남:녀

10 Carmen P.M et al, Gender Differences in Anxiety Disorders: Prevalence, Course of Illness, Comorbidity and Burden of Illness. J Psychiatr Res. 2011 Aug; 45(8): 1027-1035.

11 Mari Viola-Saltzman et al, High prevalence of restless legs syndrome among patients with fibromyalgia: a controlled cross-sectional study. Journal of Clinical Sleep Medicine, 2010;6(5):423-427

=1:2이다.[12]

레이노드 증후군(Raynaud Phenomenon)

장시간 차가운 곳에 노출되거나, 극심한 스트레스로 인해 교감 신경이 항진되어 손가락과 발가락 끝에 말초 혈관 혈액 순환이 나빠지면서 손, 발끝이 시리고, 핏기가 없이 창백해지거나 파랗게 변하는 청색증이 나타나는 증후군이다. 레이노드 증후군은 섬유근육통 환자에서도 많이 발생하는데, 그 이유는 근육, 손 · 발끝처럼 부위만 다를 뿐이지 말초 혈관 혈액 순환이 악화되면서 발생하는 문제라는 공통점을 갖기 때문이다. 레이노드 증후군의 50세 이하의 발병률은 대략 남:녀=1:5 정도로서 여성에게서 압도적으로 빈번하게 발생한다.[13]

12 Klaus B. et al, Sex and the Risk of Restless Legs Syndrome in the General Population. Arch Intern Med. 2004;164(2):196-202

13 Harada N. et al, Prevalence of Raynaud's phenomenon in Japanese males and females. J Clin Epidemiol. 1991;44(7):649-55.

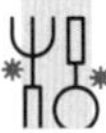

통증과 염증을 없애는 올바른 방법 잘못된 방법

섬유근육통이 심하게 아픈 이유는?

인체는 시각, 후각, 청각, 미각, 촉각, 통각 같은 여러 가지 감각을 느낀다. 그런데 통각을 제외한 다른 감각에는 공통점이 있다. 동일한 자극을 계속해서 받을 때, 그 자극에 대해 금방 무뎌진다는 점이다. 즉, 동일한 자극에 금방 적응되기 때문에, 더 강한 느낌을 얻기 위해선 더 큰 자극이 필요하다. 이런 현상을 역치(threshold)[1]가 높아진다고 표현한다.

예를 들어 보자. 지하철을 타고 가는데 바로 옆자리에 강한 향수

1 역치(threshold)란 생물체가 자극에 대한 반응을 일으키는 데 필요한 최소한의 자극의 세기를 말한다. 통증 역치가 낮을 경우엔 작은 자극에도 쉽게 통증을 느끼는 예민한 상태이고, 반대로 통증 역치가 높을 경우엔 강한 자극에도 통증을 느끼지 않는 둔감한 상태를 나타낸다.

를 뿌린 숙녀가 앉았다. 처음엔 강한 향수 냄새가 코를 찌르는 것 같이 느껴졌지만, 몇 분 지나지 않아 향수 냄새에 무뎌지게 되고, 익숙해지게 된다. 미각도 마찬가지다. 사탕을 먹은 뒤에 바로 과일을 먹으면 과일의 단맛은 거의 느껴지지 않고, 신맛만 느껴진다. 사탕이 단맛을 느끼는 미각의 역치를 높여 놓았기 때문에 낮은 당도를 가진 과일을 먹으면 단맛을 느끼지 못하게 된다. 그렇지만 조금 시간이 지나면 역치가 다시 원위치로 낮아지기 때문에 과일의 달콤함을 다시 즐길 수 있게 된다.

이렇듯 우리가 가진 후각, 미각, 시각, 청각, 촉각 모두 강한 자극을 받으면 역치가 높아지면서 그 자극에 적응하게 되고, 시간이 지나면 역치는 낮아지면서 원래의 예민한 감각을 다시 되찾게 된다. 이렇게 감각이 역치를 높이면서 자극에 적응하고, 시간이 지나면 다시 원래 상태로 회복되는 기능은 우리의 감각이 새로운 환경에 잘 적응하도록 준비시켜 줄 뿐만 아니라, 불쾌한 자극에는 둔감하게 반응하도록 도와준다.

이런 재미있는 상황을 생각해 보자. 만약 우리가 악취가 심한 화장실에 들어갔다. 처음 문을 열고 화장실에 들어갔을 때 심한 악취를 맡고서 역겨움에 견디기 힘들다고 느낀다. 하지만 몇 분이 지나고 나면 처음에 느꼈던 심한 역겨움이 사라지면서 악취에 적응한 자신의 모습을 발견하게 된다. 가끔씩 우리는 냉장고에서 며칠 지난 콩나물 무침을 발견하고, 뚜껑을 열어 냄새를 맡아 보는 경우가 있다. 굳이 현미경을 통해서 세균을 확인해 보지 않더라도, 쉰 냄새를 맡아 보는 것만으로도 음식이 상했는지를 어렵지 않게 맞힐 수 있다. 이렇게 우리는 외부의 불쾌한 자극엔 역치를 높여 줌으로써 불쾌한 자극에 빠르게 적응할 수 있도록 도와주고, 또 미세한 자극엔 역치를 낮추어서 예민한 감각을 사용할 수 있는 뛰어난 감각 기관을 갖고 있다.

그런데 지금까지 살펴본 감각들과는 반대로 지속적인 자극에 둔감해지지도 않고, 자극을 받으면 받을수록 점점 더 예민해지는 특이한 감각이 있다. 그 감각은 바로 통증이다.

통증이 가진 이러한 특성을 일상생활에서 흔히 경험할 수 있는 예를 통해 이해해 보자. 시내 백화점에 쇼핑을 가려고 문밖을 나설 때 문득 며칠 전 선물 받은 새 구두가 떠올랐다. '그래, 오늘 새 구두를 신고 나가자.' 새 구두로 갈아 신고 버스 정거장까지 걸어가는데 뻣뻣한 새 구두에 발꿈치가 "꽉 끼는 느낌"이 들었다. '새 구두라서 처음엔 조금 불편하지만, 시간이 지나면 적응이 되겠지.'라고 생각하며 가던 걸음을 재촉했다.

백화점에 도착할 즈음엔 발꿈치가 "쓰라린 느낌"이 들었지만, '조금 더 있으면 나아지겠지.'라고 생각하며 계속 백화점을 걸어 다녔다. 한참 동안 바쁘게 백화점을 돌아다니다 보니 갑자기 발뒤꿈치에서 "통증"이 느껴졌다. 발뒤꿈치 통증 때문에 벤치에 앉아 구두를 벗고 발뒤꿈치를 살펴보았는데, 발뒤꿈치가 빨갛게 부어 있었고 피부가 살짝 벗겨져 있었다. '이런! 어쩌지? 한 시간 정도만 더 걸으면 되니까, 조금만 참자.' 아픈 발을 다시 구두 속으로 밀어

넣고 한 걸음 한 걸음 절뚝거리며 걷기 시작한다.

통증을 참으면서 걷다 보니 발끔치 통증이 점점 심해지다가 더 이상 참기 어려울 정도로 심해졌다. 마치 칼로 찌르는 듯한, 맨살에 소금을 뿌리는 듯한 "심한 통증"이 느껴졌다. 한 걸음 한 걸음 발걸음을 옮길 때마다 입에서 고통스런 신음 소리가 새어 나왔다. '너무 아파서 도저히 한 걸음도 더 못 걷겠어.' 결국은 신발가게에 들러 슬리퍼를 한 켤레 사서 신고, 새 구두는 손에 들고 절뚝거리면서 집으로 돌아왔다. 즐거운 쇼핑이 새 구두로 인한 통증 때문에 악몽으로 변했다. 누구나 한 번쯤 경험해 보았을 만한 이 비유를 통해 우리는 통증이 가진 어떤 특징에 대해 배울 수 있는가?

통증은 다른 감각들과 달리, 계속되는 자극에 무뎌지면서 적응되지 않는다. 오히려 지속적인 자극에 더욱 예민한 반응을 나타내면서, 점점 더 강한 통증을 일으킨다. 그러면 통증이 다른 감각과는 다른 방식으로 작동하도록 설계되어 있는 이유는 무엇일까?

사람은 적응의 동물이다. 조명이 밝든 어둡든, 냄새가 좋든 나쁘든, 맛이 있든 없든, 조용한 산골 동네든 시끄러운 기찻길 옆에 있는 집이든 주어진 상황에 적응이 되면 불편함을 어느 정도 잊고 살아가는 능력이 있다. 미세먼지가 가득 낀 환경 속에서도 열심히 살아가는 우리의 모습을 생각해 보면, 주어진 자극에 적응하면서 살아가도록 설계된 우리의 감각에 감사하게 되지 않는가?

통증은 여타 감각들과는 사뭇 다르다. 만약 길을 걷다가 길에 떨어진 못을 밟았다고 가정해 보자. 못에 찔려 손상된 조직에선 염증이 일어나고, 염증성 물질들이 통각 신경 말단을 자극하면서 통증 신호를 일으킨다. 이 신호는 척수를 타고 대뇌까지 전달되고, 우리는 '아얏! 못에 찔렸네!'라며 빠르게 상황을 판단한다. 못으로 찔린 아픔 때문에 걸음을 즉시 멈추고, 못을 제거한 후 상처를 치료하기 시작할 것이다.

만약 통증이 다른 감각들처럼 자극에 둔감해지는 특성을 갖고 있다면 어떤 상황이 전개될까? 못이 발바닥에 박혀 있어도 그럭저럭 참을 만하다면 우리는 상처를 돌보지 않고 그대로 방치함으로써 결국엔 감염으로 인해 패혈증이 올 수 있고, 심지어 생명을 잃을 수도 있다. 위험을 회피하게 하고, 상처 입은 몸을 돌보게 하고, 많은 시간과 돈이 들지만 상처가 완전히 나을 때까지 치료를 받도록 이끄는 힘은 어디에서 나오는가? 바로 "통증"에서 나온다.

이렇게 통증은 우리 몸이 위험에 빠졌다는 신호를 알려 줌으로써 생명을 지켜 주는 안전장치 역할을 해 줄 뿐만 아니라, 염증과 더불어 손상된 상처가 치유되는 과정에서도 중요한 역할을 한다. 생존과 관련된 통증의 이러한 중요한 역할 때문에 통증은 위험이 제거되지 않는 한 절대로 무뎌지지 않고, 도리어 통증 역치를 낮추면서 점점 더 예민해지게 만들어 작은 자극에도 쉽게 통증을 느끼게 설계되었다. 통증을 우리 생명 유지와 관련된 보호 장치라는 관점에서 본다면, 통증이 지닌 절대 꺾이지 않는 강한 특성은 그 원래의 목적에 가장 적합하게 설계된 장치라고 생각하지 않을 수 없다.

만약 통증을 일으키는 해로운 자극이 오랜 기간 계속해서 우리 몸을 공격해 오는 경우, 인체는 이런 상황에 어떻게 대처할까? 섬유근육통 환자들에게 통증이 처음 시작되고, 이후에 점점 심한 통증으로 변화되어 가는 과정을 자세히 살펴보면, 섬유근육통 환자들이 지속적으로 심한 통증을 겪게 되는 이유에 대해 이해할 수 있다.

섬유근육통을 일으킬 수 있는 유발 인자는 다양하다. 외상 후 스트레스 증후군(PTSD), 우울증, 불안증 같은 심각한 정신적 스트레스, 갑상선 기능저하증, 감염, 반복되는 작업, 교통사고나 수술 같은 신체적 외상, 유전적 요소 등이 있다. 이런 여러 가지 유발 인자 때문에 섬유근육통이 시작되지만, 어떤 이유 때문에 시작되었든 간에 결국엔 모두 한 가지 과정을 거쳐서 섬유근육통으로 발전해 나가는데, 그 과정은 바로 근육에 분포되어 있는 말초 혈관에 혈액 공급이 저하되는 현상이다.

어릴 적 친구들에게 전기 오르게 해 준다면서 친구의 손끝부터 팔목까지 서서히 조여 올라오면, 손 전체에 혈액 공급이 멈추면서 손은 차가워지고 창백하게 변하는데, 이때 누르고 있던 손을 풀어 주면 다시 혈액 공급이 시작되면서 찌릿찌릿하게 전기 오는 느낌이 느껴진다. 만약 이때 손을 계속 조이고 있으면서 풀어 주지 않으면 어떻게 될까? 손은 차가워지고 창백해지지만 아프진 않다. 이때 손을 움직여 주먹을 쥐었다 폈다 하는 동작을 반복하게 하면 어떻게 될까? 얼마 지나지 않아 손에선 통증이 느껴지기 시작한다.

과학자들의 연구에 의하면, 근육에 혈액 공급이 현저하게 감소되어 있을 때라도 근육이 움직이지 않고 멈춰 있을 땐 통증이 일어나지 않지만, 근육을 움직이기 시작하면 1분 안에 통증이 발생한다고 한다.[2] 움직이고 있는 근육에 혈액 공급이 저하될 때 통증이 발생하는 이유는 무엇일까? 그 이유를 밝혀내기 위한 연구가 있었는데, 실험 대상자들에게 산소가 부족한 공기를 호흡하게 하면서 운동을 시켰더니 참가자들의 근육에서 통증이 발생했다. 즉, 근육에 통증이 발생하는 원인은 근육에 공급되는 "산소가 부족"해지기 때문임을 밝혀낸 것이다.[3]

일부 과학자들은 통증의 원인이 근육 활동으로 발생하는 노폐물, 즉 젖산, 인, 크레아틴 그리고 암모니아 화합물 같은 "대사 노폐물"이 근육 통증을 일으키는 원인이 된다고 주장한다.

근육에 분포되어 있는 말초 혈관에 혈액 순환이 저하되면 근육에 필요한 산소 공급이 감소하고 대사 노폐물이 축적된다. 이런 나쁜 환경에선 근육 세포가 손상되기 시작하는데 이때 인체는 산소 공급을 늘리고 대사 노폐물 처리 속도를 높이기 위해 혈액 순환을 촉진하고 또한 손상된 세포를 복구하기 위해 통증과 염증을 일으킨다.

2 Lewis T, Pickering GW, Rothschild P. Observations upon muscular pain in intermittent claudication. Heart. 1931;15:359-83

3 Kissin M. The production of pain in exercising skeletal muscle during induced anoxemia. J Clin Invest. 1934;13:37-45

근육에 공급되는 혈액 순환이 정상으로 회복되어 산소 공급이 원활해지고 축적되었던 노폐물이 감소하며, 손상받은 조직이 회복되면 인체는 스스로 통증과 염증을 멈추게 된다. 근육을 괴롭혔던 문제가 사라져 버렸기 때문이다. 이렇게 혈액 순환 장애로 발생한 손상은 통증과 염증이라는 자연 치유 과정을 거치면서 정상적인 상태로 회복된다.

그런데 만약 근육에 공급되는 혈액 순환이 정상으로 회복되지 못하고, 혈액 순환 장애가 지속된다면 어떤 상황이 펼쳐질까? 근육에 산소 부족과 노폐물 축적은 점점 심해질 것이고 이에 따라 통증과 염증도 더 강하게 일어나게 된다.

우리 인체는 위협이 되는 해로운 자극이 계속해서 공격해 올 경우 동원할 수 있는 모든 기능을 최대한 활용해서 시스템을 업그레이드해 나간다. 예를 들어 한적하던 2차선 도로에 교통량이 갑자기 증가해서 차량 정체가 심해지면 4차선 도로로 확장해서 차량을 잘 소통시켜 주는 것처럼, 말초신경, 뇌와 척수 신경을 포함한 모든 중추신경계는 계속 증가되는 통증 신호에 맞추어 신호 전달이 효율적으로 이뤄질 수 있도록 스스로를 계속해서 변화시켜 나가도록 설계되어 있다. 그럼 인체가 어떤 방법을 사용해서 통증 전달 시스템을 업그레이드시켜 나가는지 살펴보자.

"모든 신경계는 더 많은 자극을 받을수록
더 효율적으로 변하기 때문에, 더 쉽게 흥분이 된다.

그래서 결국엔 아주 최소한의 자극만으로도

더 강한 통증을 일으킨다."

-Stuart Donaldson PhD.

[The Neural Plasticity Model of Fibromyalgia Theory, Assessment, and Treatment Practical Pain Management Vol 1 Issue #3 2012]

말초 감작(末梢 感作; peripheral sensitization)

근육에 있는 말초 혈관에 혈액 순환 장애가 계속되면, 근육 조직에 지속적인 염증과 통증이 발생하고, 계속해서 분비되는 염증성 물질의 영향으로 말초 신경은 자극에 더욱 예민해지고 가벼운 자극에도 심한 통증을 느끼게 되는 통각과민(Hyperalgesia)을 일으킨다. 말초 신경에 나타나는 이런 변화를 말초 감작이라고 부른다.[4]

중추 감작(中樞 感作; central sensitization)

만성 통증이 지속될 경우에 척수와 뇌를 포함한 중추 신경에 변화가 일어나는데, 이를 중추감작이라고 부른다.

우리 몸의 중추 신경을 구성하는 척수와 뇌에선 신경 세포와 신

4 Vijayan Gangadharan, Pain Hypersensitivity Mechanisms at a glance, Disease Models & Mechanisms 2013

경 세포가 시냅스로 연결되어 있는데, 두 개의 신경 세포가 연결되는 시냅스 내부에선 신경 전달 물질을 통해 정보 교환이 일어난다. 즉, 신호를 전달해 주는 신경 세포 말단 부위에서 글루타민산(glutamic acid) 혹은 P물질(substance P) 같은 신경 전달 물질을 분비해서 시냅스 내부로 흘려보내면, 신호를 받는 신경 세포 말단에 있는 AMPA 수용체 혹은 NMDA 수용체에서 이 물질들을 받아들여서 보내온 신호를 감지하게 되고, 그에 따른 전기적 신호를 다시 일으켜서 통증 신호를 릴레이 방식으로 계속 전달해 나간다.

시냅스에서 신경전달물질을 통해 신경 신호를 전달하는 방식을 쉽게 이해하기 위해 이런 비유를 생각해 볼 수 있다. 인터넷 회사에서 집까지 광케이블을 통해서 데이터가 전달되어 오면, 집 내부에선 와이파이 모뎀을 통해서 전파 신호를 허공으로 송출하고, 집 안 어느 곳에서든 와이파이 신호를 받아 인터넷에 접속할 수 있게 됨으로써, 여러 전자 기기들이 동시에 인터넷 네트워크에 쉽게 접속하여 다양한 데이터를 송수신할 수 있다. 마찬가지로 신경 세포끼리는 물리적으로 직접 연결되어 있지 않고, 떨어져 있는 상태에서 신경 전달 물질을 통해 정보를 자유롭게 주고받을 수 있게 설계되어 있다.

이런 놀라운 정보 전달 시스템은 신경 세포들끼리 자유롭게 연결해서 정보를 주고받을 수 있도록 복잡한 신경 네트워크를 형성할 수 있도록 도와준다. 대뇌피질에 있는 신경세포의 경우 신경 세포 한 개가 수천 개의 다른 신경세포들과 연결해서 서로 정보를 주고

받는다. 또한 뇌에서 분비되는 신경 전달 물질이 혈액을 타고 몸의 필요한 구역으로 이동해서 조정이 필요한 부위에 있는 시냅스에 작용해서 신경 전달에 직접 개입할 수 있는 길을 마련해 준다. 예를 들어 엔도르핀(Endorphine) 같은 신경 전달 물질은 통증 신호가 강하게 지나가는 시냅스에 작용해서 통증 신호를 줄여 준다.

그런데 계속되는 통증으로 인해 시냅스에 과도하게 글루타민산과 P물질가 분비되면, AMPA 수용체뿐만 아니라 평소엔 마그네슘(Mg2+)에 의해서 억제되어 있던 NMDA 수용체까지도 활성화되면서 강한 통증이 긴 시간 동안 지속되게 된다. 이런 현상을 통증 증폭 현상(Pain Wind-Up)이라고 하는데, 이런 현상이 반복해서 발생할 경우에 시냅스에서는 신호 전달 효율이 높아지면서 장기 강화(long-term potentiation) 현상이 일어난다.

예를 들어 시냅스가 증폭(Wind-Up)되었을 때는 단지 몇 분 정도만 통증이 지속되지만, 장기 강화가 발생되었을 땐 최소 한 시간에서 며칠, 몇 주, 때로는 수개월 정도 통증이 지속된다. 이렇게 말초 신경에서 올라오는 꾸준하고 지속적인 통증은 중추 신경계의 통증 처리 방식을 변화시키는데, 중추 감작이 한번 발생하게 되면 그 이후로는 작은 자극에도 오래 지속되는 통증이 계속해서 강하게 발생된다.

뇌 가소성(Brain Plasticity; Neuroplasticity)

근육에서 시작된 통증 신호가 척수를 거쳐서 뇌에 다다르면, 먼저 시상(Thalamus)을 거쳐서 대뇌 피질에 도착하는데, 이때 비로소 몸 어느 부위에서 어느 정도의 통증이 발생하였는지 인식하게 된다. 그런데 근육에서 올라오는 지속적인 통증은 척수와 뇌신경 접합부(시냅스)에 변화를 일으킬 뿐만 아니라, 대뇌 피질의 구조와 기능에도 변화를 일으킨다. 이렇게 뇌가 통증에 적응하기 위해 구조와 기능을 변화시키는 것을 뇌가소성이라고 부른다.

지속적인 통증은 대뇌 피질에서 감각을 담당하는 부분인 감각 피질(Sensory Cortex) 영역을 더욱 커지고 더 예민해지게 만든다. 이렇게 커지고 예민해진 부위는 근육에서 올라오는 통증을 더 강하게 오래도록 느끼게 만들고, 통증을 일으키는 자극 없이도 통증을 느끼게 만들 수 있다. 그렇지만 좋은 소식이 있는데, 뇌 가소성은 원래 상태로 회복이 가능하다는 점이다. 통증이 더 이상 뇌를 괴롭히지 않게 되면 뇌는 원래의 구조와 기능으로 회복되어 건강한 상태로 돌아가게 된다.[5]

5 Philip Siddall, Neuroplasticity and pain: what does it all mean?, MJA 198(4) 4 March 2013

중추신경 신경염증(CNS Neuroinflammation)

중추신경계에 발생한 만성적인 염증을 말하는데, 뇌와 척수 내부에서 신경아교세포(glial cells)와 여러 가지 면역 세포들이 사이토킨(cytokine; 면역세포가 분비하는 단백질)을 계속 분비함으로써 발생하는 염증이다.

40명의 섬유근육통 환자와 10명의 건강한 대조군의 뇌척수액과 혈액을 추출해서 92개의 염증성 물질의 유무를 조사해 보았더니, 섬유근육통 환자의 뇌척수액에선 프랙탈킨(fractalkine)과 인터류킨-8(IL-8) 두 가지의 면역단백질이 발견되었고, 혈액 속에서는 인터류킨-8(IL-8)이 발견되었다.

프랙탈킨(fractalkine)은 중추신경에서 뇌와 척수를 보호하는 면역 세포 역할을 수행하는 미세아교세포(microglial cells)를 활성화시키는데, 이때 미세아교세포가 분비하는 염증성 물질은 통증, 피로감, 집중력 결핍 등의 증상을 유발할 수 있다. 그리고 인터류킨-8(IL-8)은 케모카인(chemokine)으로서 호중구를 이끄는 작용을 한다. 섬유근육통 환자의 뇌척수액에서 사이토킨이 발견됨으로써, 섬유근육통 환자의 뇌와 척수에 염증이 발생해 있음을 알 수 있다.[6]

6 Emmanuel Bäckryd et al, Evidence of both systemic inflammation and neuroinflammation in fibromyalgia patients, as assessed by a multiplex protein panel applied to the cerebrospinal fluid and to plasma, J Pain Res. 2017; 10: 515-525

최근 섬유근육통 환자의 뇌에 신경염증이 넓게 퍼져 있다는 사실을 확인시켜 준 또 다른 연구가 있었는데, 섬유근육통 환자의 뇌를 양전자 방출 단층 촬영(PET)으로 검사했을 때, 신경아교세포(glial cells)가 활성화되어 염증을 일으킨 부위가 광범위하게 나타나 있음을 확인할 수 있었다. 신경아교세포(glial cells)가 활성화된 부위는 만성 통증과 연관되어 있었는데, 만성 요통 환자의 경우엔 시상(Thalamus) 부위에서만 신경아교세포가 활성화되어 있었지만, 섬유근육통 환자의 경우엔 활성화된 부위가 넓게 퍼져 있는 것으로 나타났다.[7]

이렇게 최근에 점점 많은 연구들이 섬유근육통 환자들의 뇌와 척수에 만성적인 염증이 존재한다는 연구 결과를 발표하고 있다. 중추신경계에 발생한 신경염증(Neuroinflammation)은 섬유근육통 환자들에게 심한 통증과 피로감, 집중력 저하를 일으킴으로써 환자들의 고통을 가중시키는데, 특히 활성화된 신경아교세포가 분비하는 사이토킨(cytokine)과 케모카인(chemokine)은 신경 연결 부위인 시냅스에서 신경 전달을 더욱 흥분시킴으로써 중추 감작(中樞 感作; central sensitization)을 가속화시키는 역할을 한다.[8]

그렇다면 섬유근육통 환자의 뇌와 척수에 신경염증이 발생하게

7 Albrecht DS et al, Brain glial activation in fibromyalgia - A multi-site positron emission tomography investigation, Brain Behav Immun. 2019 Jan;75:72-83

8 Ji RR et al, Neuroinflammation and Central Sensitization in Chronic and Widespread Pain, Anesthesiology. 2018 Aug;129(2):343-366

되는 이유는 무엇일까? 섬유근육통과 관련해서 신경염증을 일으키는 여러 가지 원인을 생각해 볼 수 있는데, 수면 부족과 극심한 스트레스가 신경아교세포를 활성화시키는 경우이다. 동물 실험에 의하면, 수면 부족과 극심한 스트레스는 뇌에 있는 신경아교세포를 활성화시켜서 많은 염증성 물질을 분비하도록 유도하고, 이때 분비된 염증성 물질은 중추신경계에 통증과 염증을 일으키게 된다. 이런 경우엔 충분한 수면을 취하게 하고 스트레스를 유발하는 상황을 제거해 주고 운동을 시키면, 신경아교세포의 활동이 감소되면서 신경염증도 감소하였다.[9]

섬유근육통은 근육에 있는 말초 혈관에 혈액 순환이 악화되면서 근육 조직에 손상이 오고, 이를 복구하기 위한 노력으로 인체가 통증과 염증을 일으키며 발생된다. 만약 손상된 조직이 염증과 통증이라는 자연 치유 과정을 거치면서 원상 복구되고, 말초 혈관에 혈액 순환이 정상적으로 이뤄지기 시작한다면, 우리 인체는 더 이상 염증과 통증이라는 치유 과정이 필요 없어지므로 염증과 통증은 저절로 소멸되게 된다.

그러나 만약 근육에 혈액 순환이 나빠진 상태가 지속되어 조직 손상이 계속되고 있다면 어떨까? 인체는 손상된 조직을 회복시키

9 Nijs J et al, Sleep disturbances and severe stress as glial activators: key targets for treating central sensitization in chronic pain patients?, Expert Opin Ther Targets. 2017 Aug;21(8):817-826

기 위해 염증과 통증을 계속해서 일으키며, 시간이 흐르면서 조직 손상이 심해지면 심해질수록 인체는 더욱 강하게 염증과 통증을 일으킨다. 지금까지 살펴본 것처럼, 인체는 말초 신경계뿐만 아니라 중추 신경계의 구조와 기능을 변화시키고, 계속되는 통증 때문에 중추 신경계에 발생하는 손상을 수리하기 위해 신경 염증을 일으키면서까지도 생존을 유지하려는 싸움에서 절대 물러서지 않는다.

염증과 통증은 번거롭고 우리를 괴롭히는 것일 뿐이라고 생각할 수 있지만, 사실 인체는 생존을 위한 싸움을 하고 있는 것이다. 혈액 공급이 감소되면서 서서히 죽어 가고 있는 조직에 최대한 혈액 공급을 늘려 주고, 이미 죽어 버린 세포는 청소하고 새로운 세포가 만들어지도록 도와주며, 이런 긴박한 상황을 뇌에 알려서 특단의 대책들을 찾아내게끔 계속해서 경고 신호를 보내는 이런 일련의 작업들을 동시에 수행하고 있는 것이다.

진통제 복용으로 통증과 염증을 가라앉힐 수 있을까?

소염진통제, 항경련제나 항우울제, 마약성 진통제를 사용해서 과도하게 흥분해 있는 신경을 억제해서 통증과 염증을 가라앉히는 치료 방법은 어떨까? 이러한 약들로 인해 통증과 염증이 사라질 거라는 기대는 너무 순진한 생각이다. 염증과 통증을 없애기 위한 약들은 나중에 더 심한 염증과 통증을 유발할 뿐이다. 조직 손상의 위험이 계속 남아 있는 한, 인체는 염증과 통증으로 위기를 극복하기 위해 계속해서 싸워 나갈 것이기 때문이다. 염증과 통증은 인체가 스스로를 보호하기 위해 절대 양보할 수 없는 방어 시스템이며, 어떤 어려움이 닥쳐와도 이겨 내도록 설계되어 있기 때문이다.

진통제를 복용하지 않아서 통증이 계속되면, 나중엔 중추신경에 문제가 발생하면서 통증 자극 없이도 통증이 일어날 수 있기 때문에, 통증이 있을 땐 진통제를 꼭 복용해야 한다고 주장하는 의사들이 있다. 이런 주장은 사실인가? 일부는 맞고, 일부는 틀린 말이다.

계속되는 통증은 중추신경을 감작시키고, 뇌의 구조와 기능에 변화를 일으킬 뿐만 아니라 중추 신경계에 염증을 일으키기까지 한다. 중추 신경계에 나타나는 이런 변화들은 해롭지 않은 자극을 통증으로 잘못 해석하게 하는 이질통이나 가벼운 자극에도 극심한 통증을 느끼게 하는 통각 과민을 일으킨다. 심지어 통증의 원인이 제거된 이후에도 이미 과열된 중추 신경에서는 이질통과 통각 과민 같은 부작용을 계속해서 발생시킬 수 있다. 이런 경우엔 과열된 중추 신경을 진정시키고 안정시키는 치료가 필요하다.

그러나 중추 신경계에 나타나는 이런 변화가 진통제를 제대로 복용하지 않았기 때문이라는 주장은 틀린 말이다. 오히려 진통제 복용이 상처받은 조직의 회복을 방해함으로써 통증과 염증이 그치지 못하고 계속되도록 만들었고, 결국 중추 신경계를 과열시키는 주된 원인이 되었을 가능성이 높다.

예를 들어 진통제를 과다 복용하여 두통의 양상이 변하고 통증의 강도가 증가하는 약물 과용 두통(Medication overuse headache)이라는 병이 있는데, 흥미롭게도 진통제 복용을 중단하면 통증이 감소하거나 사라진다. 노르웨이에서 109명의 약물 과용 두통 환자에게 진통제 과다 복용에 대한 위험성을 충분하게 알려 주며 두통약 복용을 줄이도록 하고 1년 반 뒤에 조사를 해 보았더니, 환자들의 진통제 과다 복용이 76%가 감소했으며, 무려 42%의 환자에게서 만성 두통이 저절로 사라졌다는 놀라운 결과가 있었다.[10]

이런 결과는 우리에게 중요한 사실을 알려 주는데, 진통제가 우리의 통증을 감소시켜 주기보다는 오히려 통증을 더 심하게 증가시킬 수 있다는 점이다. 아직까지 정확한 경로가 밝혀지진 않았지만, 진통제는 말초 신경과 중추 신경을 과열시킴으로써 기존의 통증을 더욱 심하게 악화시켰을 가능성이 있다는 보고가 있다.[11]

그러므로 진통제 복용보다 더 올바른 치료 방법은 인체가 통증과 염증을 사용해서 손상된 조직을 빨리 회복하도록 도와주고, 상처가 완전히 치유되었을 때 인체가 통증을 스스로 거둬들이도록 함으로써 인체가 갖고 있는 자연 치유 과정을 방해하지 말고 그대로 따라가는 것이다. 상처가 회복되어서 통증을 스스로 멈추게 하는 이런 치료 방법은 중추 신경계에까지 변형과 염증을 초래하는 일을

10 Grande RB. Reduction in medication-overuse headache after short information. The Akershus study of chronic headache. Eur J Neurol. 2011 Jan;18(1):129-37.

11 Espen SK. et al, Medication-overuse headache: epidemiology, diagnosis and treatment. Ther Adv Drug Saf. 2014 Apr; 5(2): 87-99.

미연에 방지할 수 있는 최선의 방법이다.

어떻게 섬유근육통 환자의 통증과 염증을 멈출 것인가?

사실 이 질문에 대한 대답은 간단명료하다. 근육에 분포되어 있는 말초 혈관에 혈액 순환이 활발하게 이뤄지도록 도와줘야 한다. 근육 조직에 산소가 풍부하게 공급되고, 축적되어 있는 노폐물이 깨끗하게 청소되도록 도와주면 된다. 물론 혈액 순환이 활발해진다고 해서 당장 염증과 통증이 사라지는 것은 아니다. 몇 년에 걸쳐 손상되어 왔던 조직을 우리 인체가 통증과 염증을 사용해서 완전히 복구하는 데는 충분한 시간이 더 필요하다. 조직이 재건되고 복구되는 기간 동안에는 통증과 염증은 없어지지 않고 남아 있을 것이다.

그렇지만 염증과 통증은 우리를 괴롭히는 적이 아니라 우리를 위해 열심히 일하는 우리의 친구라는 사실을 기억한다면, 통증을 이겨 내는 데 도움이 된다. 회복 과정을 거치면서 말초 혈관에 혈액 순환이 개선되고, 손상되었던 조직이 다시 회복되면 염증과 통증은 저절로 사라진다. 그러면 강력한 통증 신호를 효율적으로 전달하기 위해 업그레이드되었던 신경계의 여러 가지 변화들도 원래의 상태로 다시 회복된다.

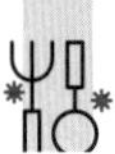

섬유근육통에 도움이 되는 여러 가지 치료 방법

섬유근육통 환자들이 겪는 만성 근육통은 근육에 분포하는 말초 혈관에 혈액 순환이 나빠지면서 시작되는데, 근육에 산소와 영양분이 충분하게 공급되지 못하고, 근육 활동의 결과로 발생된 노폐물이 축적되면 근육에 손상이 오기 시작한다. 이때 손상된 근육 조직을 회복시키기 위해 인체 스스로가 일으킨 통증과 염증 반응 때문에 온몸에는 지속적인 근육통이 발생한다. 또한 손상된 근육 세포는 근육 활동에 필요한 충분한 에너지를 생산하지 못하므로 섬유근육통 환자의 근육은 늘 에너지가 고갈된 상태에 머물면서 만성 피로감을 느끼게 한다[1].

1 Ratchakrit S. et al, Association of Fibromyalgia with altered skeletal muscle characteristics which may contribute to postexertional fatigue in postmenopausal women. Arthritis

그러므로 섬유근육통 환자의 만성 근육통과 만성 피로감을 개선하기 위해선 근육에 혈액 순환이 원활해지도록 촉진해 줘야 한다. 근육에 혈액 순환이 원활해지도록 도와줄 수 있는 효과적인 치료방법 몇 가지를 고려해 보고자 한다.

사우나(찜질방), 반신욕, 온찜질

뜨거운 사우나(찜질방)를 하거나, 따뜻한 물에 샤워만 하더라도 우리 몸은 금방 혈액 순환이 좋아지면서 몸에서 후끈후끈 열이 나는 느낌이 든다. 이런 열감은 단지 느낌뿐일까, 아니면 실제로 혈액 순환이 개선되면서 나타나는 증상일까?

24명의 남성을 대상으로 다리를 ① 상온에 두었을 때, ② 13℃ 찬물에 담갔을 때, ③ 40℃ 따뜻한 물에 담갔을 때, ④ 따뜻한 물 4분 ↔ 찬물 1분 교대로 담갔을 때, 이렇게 네 가지 경우에 하지 동맥에서 혈액 흐름이 어떻게 변하는지를 조사해 보았더니 흥미로운 결과를 얻을 수 있었다.[2] 각각의 경우에 동맥 혈액 흐름의 평균 변화는 다음과 같았다.

&Rheumatism Vol.65, No.2, Feb.2013 pp519-528

2 Kimberly et al, Changes in Lower Leg Blood Flow During Warm, Cold and Contrast Water Therapy, Arch Phys Rehabil Vol 86, July 2005

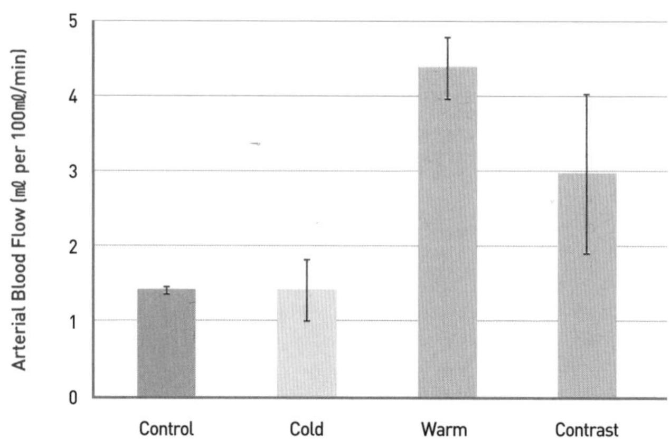

위 표에서 보면, 다리를 따뜻한 물에 담갔을 때(Warm) 하지 동맥에서의 혈액 순환은 다리를 그냥 상온에 두었을 때(Control)보다 무려 3배 정도 좋아졌고, 냉온수에 교차해서 담갔을 때(Contrast)보다도 40% 정도 더 좋아진 수치를 볼 수 있다.

아래 도표는 다리를 20분 동안 따뜻한 물에 계속 담그고 있을 때 혈액 순환에 나타나는 변화를 보여 준다.

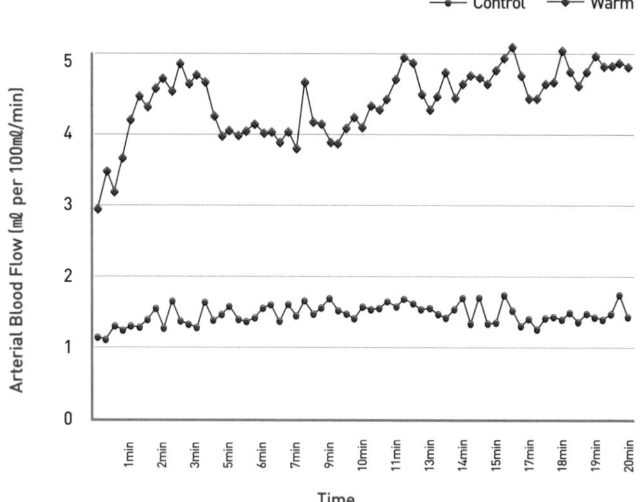

아래쪽 그래프는 다리를 상온에 그냥 방치했을 때 혈액 순환의 변화를 보여 주는데, 시간이 흐르면서 혈액 순환에 큰 변화가 없다. 그러나 위쪽 그래프에선 따뜻한 물에 족욕을 하고 있을 때 혈액 순환이 우상향으로 개선되고 있는 모습을 보여 준다. 다리를 상온에 방치했을 때보다 무려 3배 이상 혈액 순환이 개선되고 있음을 확인할 수 있다. 우리는 이 연구를 통해서 신체를 40℃ 정도의 따뜻한 물에 담그는 것만으로도 훌륭한 혈액 순환 개선 효과를 얻을 수 있다는 사실을 알 수 있다.

여기 또 다른 흥미로운 연구 결과가 있다. 44명의 섬유근육통 환자들에게 60℃ 사우나에서 일주일 3회 (매회 15분씩) 사우나를 하고, 따뜻한 수영장 물속에서 아쿠아로빅을 일주일에 2차례 하도록 마련하였다. 그리고 12주 뒤에 섬유근육통 환자들의 통증과 삶의 질을 조사하였더니 아래와 같은 결과를 얻을 수 있었다.[3]

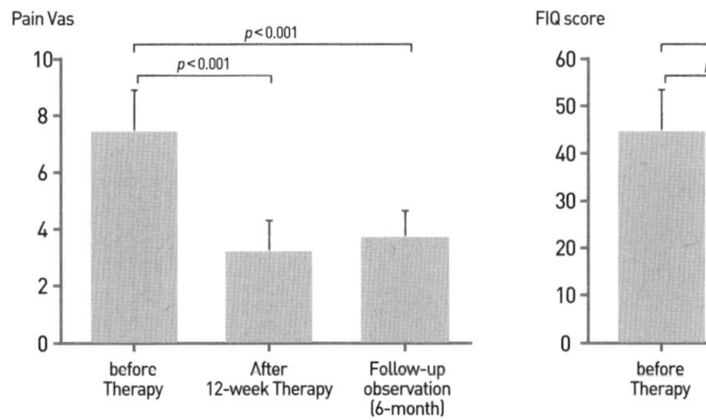

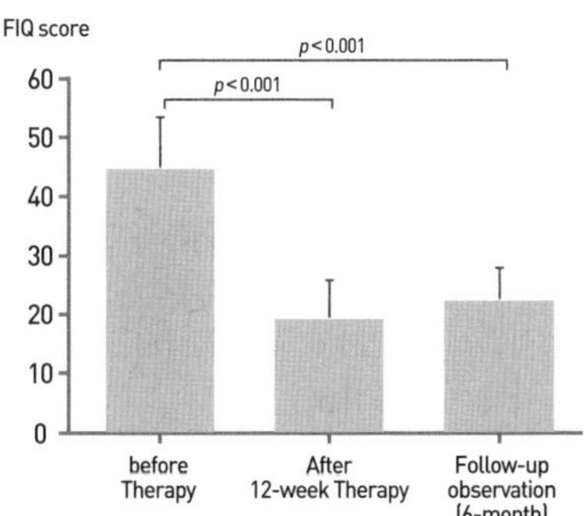

3 Shuji Matsumoto et al, Effect of thermal therapy combining sauna therapy and underwater exercise in patients with fibromyalgia, Complimentary Therapies in Clinical Practice Vol. 17, 2011

치료 전(Before therapy)에 평균 7.5 정도를 나타냈던 통증 수치가 12주 치료 뒤(After 12-week therapy)엔 3 정도로 50% 이상 통증이 감소했다. 그리고 이런 개선 효과는 치료가 끝난 6개월 뒤(Follow-up observation; 6-month)까지도 비슷하게 유지되고 있는 것을 볼 수 있다.

섬유근육통 영향 평가 질문지(FIQ)는 섬유근육통이 환자들의 삶에 어느 정도로 심각한 영향을 주고 있는지 평가하는 설문지인데, 점수가 높을수록 섬유근육통이 일상생활에 나쁜 영향을 많이 주고 있다고 평가한다. 그런데, 12주 치료(사우나+온수 아쿠아로빅)를 받은 뒤에 환자들의 평균 FIQ 스코어가 40% 정도 감소함으로써 치료가 삶의 질을 개선하는 데 큰 효과가 있었음을 알 수 있었고, 이런 개선 효과는 치료가 끝난 6개월 뒤까지도 지속되었다.

연구자들은 60℃ 사우나와 온수 아쿠아로빅 치료가 이렇게 좋은 효과를 보일 수 있었던 이유에 대해 ① 말초 혈관을 확장시켜서 근육 뭉침을 풀어 주었고, ② 동맥 혈관을 확장시켜 주는 물질인 산화 질소(Nitric Oxid)를 증가시켜 혈액 순환을 촉진해 주었으며, ③ 감각 신경 말단에서 진통 효과를 나타냈고, ④ 혈액 순환이 저하되었을 때 나타날 수 있는 산화 스트레스를 감소시켜 주었기 때문이라고 평가하였다.

사우나가 혈액 순환에 좋은 또 다른 이유는 근육에 있는 말초 혈관 증식을 촉진시켜 주기 때문이다. 한 연구에 의하면 건식 사우나, 습식 사우나, 전신 사우나, 부분 찜질 무엇이든 상관없이 온열 치료를 하게 되면, 근육에서 혈관 성장을 촉진해 주는 혈관 내피 성장 인자(vascular endothelial growth factor; VEGF)와 신생 혈관 성장 인자(angiopoietin; ANGPT)가 증가하는 것으로 볼 때, 온열 치료가 근육에서 말초 혈관을 증식해 주는 효과가 있다는 사실을 발견했다.[4]

실제로 온열 치료가 말초 혈관 밀도를 50% 이상 증가시켜 준다는 동물 실험 결과가 있었다. 다리에 혈액이 잘 순환되지 못하도록 조절해 놓은 실험용 쥐를 대상으로 5주간에 걸쳐 온열 치료를 실시하였는데, 온열 치료를 받은 쥐들은 대조군에 비해 훨씬 많은 말초 혈관을 형성했다. 그럼 함께 실험 결과를 자세하게 살펴보자.

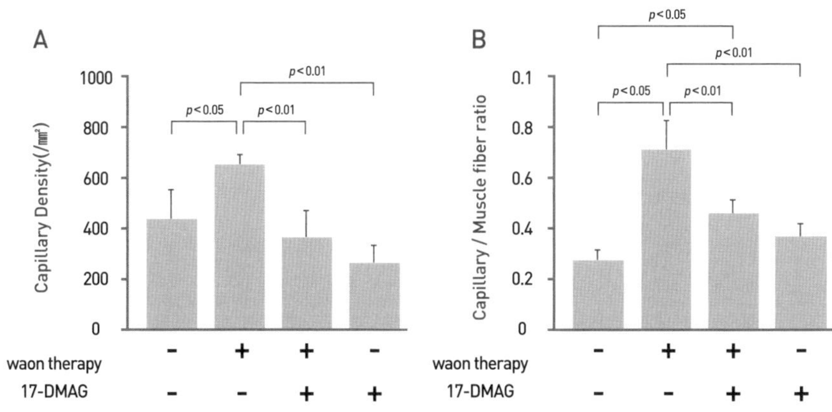

4 Alisha Kuhlenhoelter et al, Heat Therapy promotes the expression of angiogenic regulators in human skeletal muscle, Am J Physiol Regul Integr Comp Physiol 311: R377-R391, 2016

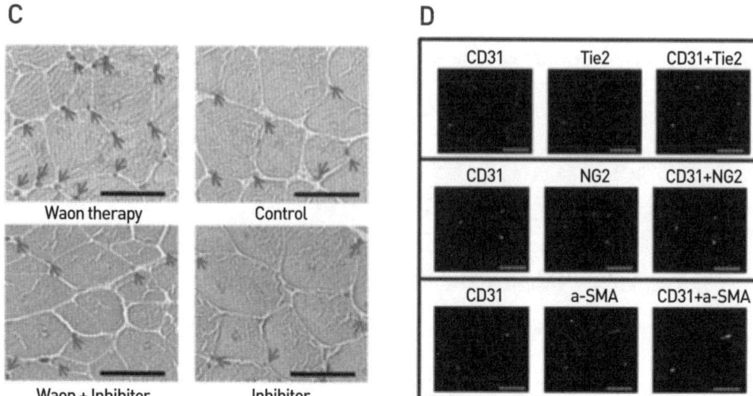

[그림 C]를 보면, 온열 치료를 받은 실험용 쥐의 근육 조직 말초 혈관 숫자(Waon therapy)가 대조군(Control)보다 훨씬 많이 증가된 모습을 뚜렷하게 확인할 수 있다.

[그림 A]에서는 말초 혈관 밀도(㎟당 말초 혈관 개수)를 비교할 수 있는데, 온열 치료를 받은 그룹(주황색)은 대조군(파란색)보다 말초 혈관 밀도가 50% 이상 증가되어 있다.

또한 [그림 B]에서는 근섬유 1개당 분포되어 있는 말초 혈관의 개수를 나타내는데, 온열 치료를 받은 그룹(주황색)은 대조군(파란색)과 비교할 때 무려 3배 정도 많은 말초 혈관 밀도를 갖고 있는 것으로 나타났다.

실험용 쥐를 대상으로 한 실험이었지만, 온열 치료가 근육에 분포되어 있는 말초 혈관 증식에 얼마나 큰 효과를 발휘할 수 있는지

확인할 수 있는 좋은 연구이다.[5]

지금까지 살펴본 것처럼 사우나(찜질방), 반신욕, 온찜질은 근육에 분포되어 있는 말초 혈관 숫자를 늘려 줌으로써 말초 혈관 밀도를 증가시켜 줄 뿐만 아니라, 말초 혈관의 혈액 순환을 큰 폭으로 증가시켜 준다. 그러므로 근육의 말초 혈관 혈액 순환 장애로 인해 전신 근육통을 겪고 있는 섬유근육통 환자들은 꼭 실천해야 될 매우 효과적인 치료 방법이라고 강조해서 말씀드리고 싶다.

운동

건강한 여성들과 비교했을 때 섬유근육통을 앓고 있는 여성들의 근력은 20~35% 정도 저하되어 있다. 여러 가지 이유가 있는데, 근육 조직의 혈액 순환 감소, 근육의 에너지 대사 이상, 근섬유에 발생한 구조적 문제 등이 원인이다. 이외에도 통증과 만성 피로감으로 인해 신체적 활동에 소극적으로 참여하는 것도 근력이 약해지는 또 다른 원인이 된다.

5 Takahiro Miyauchi et al, Waon Therapy Upregulates Hsp90 and Leads to Angiogenesis Through the Akt-Endothelial Nitric Oxide Synthase Pathway in Mouse Hindlimb Ischemia, Circulation Journal Vol.76, July 2012

근육의 말초 혈관 증가

운동은 몸 전체의 혈액 순환을 개선해 줄 뿐만 아니라, 특히 근육에 분포되어 있는 혈관에 혈액을 풍부하게 공급해 주는 가장 좋은 방법이다. 운동은 근육에 혈액을 공급해 주는 소동맥(arterioles)의 숫자를 늘려 주고 혈관의 직경을 넓혀준다. 또한 아래 [그림 a]에서 보이는 것처럼 허술하던 근육 내부의 말초 혈관 분포를 [그림 b]에서처럼 복잡하고 촘촘한 혈관 네트워크를 형성하도록 도와줌으로써 근육 조직이 더 효율적으로 혈액 공급을 받을 수 있도록 혈관 분포를 개선해 준다.[6]

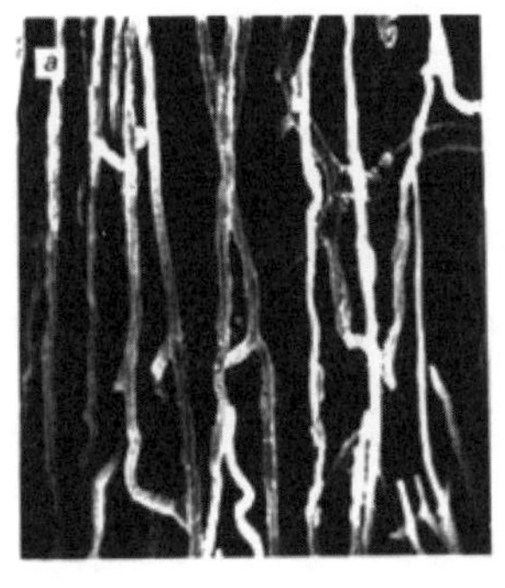

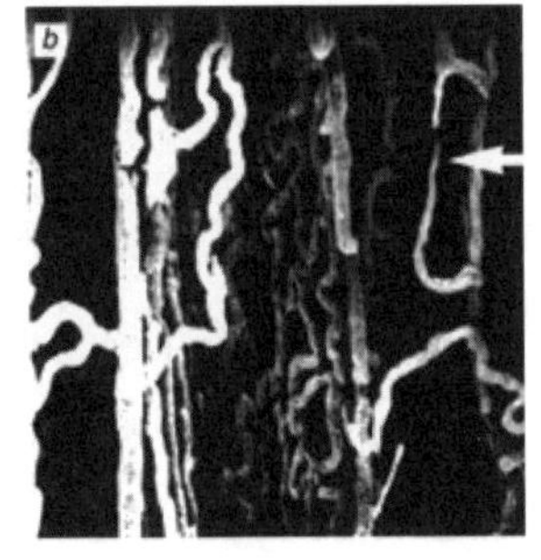

(— 10μm)

6 Hansen-Smith FM, Hudlicka O, Egginton S, In vivo angiogenesis in adult rat skeletal muscle: early changes in capillary network architecture and ultrastructure. Cell Tissue Res. 1996 Oct; 286(1):123-36.

실제로 말초 혈관 밀도를 증가시켜 주는 운동의 효과를 증명해 준 연구가 있다. 6개월간 꾸준하게 운동을 시킨 그룹과 운동을 하지 않은 그룹의 근육 말초 혈관 밀도를 조사해 보니, 꾸준하게 운동을 했던 그룹의 말초 혈관 밀도가 운동을 하지 않은 그룹보다 무려 30%가량 증가된 것으로 조사되었다.[7]

이렇듯 운동은 말초 혈관 밀도를 증가시켜 주는 방법으로 근육의 혈액 순환을 개선해 주기 때문에 섬유근육통의 근본 원인을 치료하는 데 큰 도움을 준다.

근육 세포의 미토콘드리아 증가

근육 세포에 있는 미토콘드리아는 세포의 에너지 필요에 맞춰 빠르게 변화하는 성질을 갖고 있다. 특히 꾸준한 운동은 미토콘드리아 숫자와 밀도, 활동성을 빠르게 증가시켜 준다. 미토콘드리아는 ATP 합성에 필요한 산소 공급에도 관여하기 때문에, 증가된 미토콘드리아의 숫자와 활동성은 근육 전체의 산소 흡수량을 늘려 준다.[8]

꾸준한 운동의 결과로 근육은 더 많은 미토콘드리아가 더 많은

7 Jennifer Robbins et al, A sex-specific relationship between capillary density and anaerobic threshold, J Appl Physiol (1985), 2009 Apr; 106(4): 1181-1186

8 Jesus R. et al, Stay Fit, Stay Young: Mitochondria in Movement: The Role of Exercise in the New Mitochondrial Paradigm. Oxidative Medicine and Cellular Longevity Volume 2019

에너지를 생산하게 됨으로써 그동안 미토콘드리아 숫자와 기능 저하로 인해 느꼈던 만성 피로감을 근본적으로 개선해 준다.

어떤 운동을 어떻게 해야 할까?

섬유근육통 환자들이 선택할 수 있는 운동에는 유산소 운동, 근력 운동, 스트레칭 등이 있는데, 유산소 운동과 근력 운동은 섬유근육통 환자들의 통증을 감소시키고 삶의 질을 향상시키는 데 가장 효율적인 방법이고, 더불어 스트레칭까지 함께 병행하면 우울증 증상을 치료하는 데도 큰 효과를 얻을 수 있다고 한다.[9]

실제로 운동 효과를 조사한 한 연구에 의하면 15주에 걸쳐서 67명의 섬유근육통 환자들에게 근력 운동을 실시했더니, 통증 수치가 23%가량 감소했고 삶의 질도 개선되었다고 한다. 처음에 가졌던 우려와는 다르게 대부분의 실험 참가자들이 근력 운동에 잘 참여했는데, 초기엔 운동할 때 발생할 수 있는 통증에 대한 두려움이 있었지만, 아령 무게를 가볍게 해 주거나 운동 중에 더 오랜 시간 휴식을 취하도록 하는 방법을 사용하는 등 환자 개개인에 맞게 운동 강도를 조절해 줌으로써 건강한 사람과 동일한 환경에서도 얼마든지 근력 운동을 할 수 있었다는 연구 결과가 있다.

9 Sosa Reina et al, Effectiveness of therapeutic exercise in fibromyalgia syndrome: a systemic review and meta analysis of randomized clinical trials, Biomed Res Int. 2017

이번 연구에 참가했던 섬유근육통을 앓고 있는 여성들은 육체적으로 활발하게 움직이는 것이 몸 상태를 개선하는 데 도움이 된다는 생각을 갖고 있었고, 실제로 운동을 해 봄으로써 몸 상태가 개선되는 것을 경험했기 때문에 계속해서 운동을 통해 섬유근육통을 이겨 내겠다는 강한 의지를 갖고 있었다고 한다. 운동을 하는 과정에서 나타날 수 있는 일시적인 통증을 받아들이고 통증을 두려워하지 않으면서, 자기 자신의 한계를 계산해서 운동 목표를 정하는 것이 중요하다고 논문은 강조했다.[10]

운동에 대한 당신의 생각은?

많은 섬유근육통 환자들은 운동이 치료에 도움이 될 뿐만 아니라, 삶의 질을 개선하는 데도 효과가 있다는 사실을 잘 알고 있다. 그렇지만 선뜻 운동을 시작하지 못하는데, 그 이유는 운동할 때 발생할 수 있는 통증에 대한 두려움과 운동이 몸에 손상을 주지 않을까 하는 염려 때문이다. 만약 운동에 대해 이런 생각을 가지고 있다면 당신은 운동에 대해 잘못된 견해를 갖고 있는 것이다. 이런 견해가 사실이 아닌 이유에 대해 함께 생각해 보자.

운동을 하게 되면 통증이 더 심해질지 모른다는 두려움과 관련해

10 Anette Larsson, Muscle strength and resistance exercise in women in fibromyalgia-a person centered approach, University of Gothenburg Sweden 2018

매우 흥미로운 연구가 있었다. 섬유근육통을 앓고 있는 15명의 여성들에게 지칠 때까지 자전거를 타게 하고, 운동하는 당일과 일주일 후에 통증, 피로감, 수면 장애가 어떻게 변했는지를 추적 조사했는데, 운동을 하는 도중에 약간의 통증이 있긴 했지만 운동이 끝난 뒤엔 통증, 피로감, 수면 장애가 더 악화되진 않았다. 즉, 운동할 때 나타나는 통증은 일시적인 것이었지, 지칠 때까지 운동을 하더라도 운동을 마친 뒤에 증상이 악화되는 후유증은 없었다고 한다.[11]

운동은 하고 싶지만 운동이 몸에 더 심한 손상을 줌으로써 몸 상태를 더 악화시킬지 모른다는 염려는 사실에 근거한 것인가? 이미 우리가 살펴보았듯이, 섬유근육통의 통증은 근육에 혈액 순환이 나빠지고, 그 결과 근육 조직에 발생하는 손상과 이를 복구하기 위해 발생하는 염증으로 인한 통증이다. 그러므로 섬유근육통으로 인한 통증은 뼈가 골절되었거나, 건이나 인대가 손상되었거나, 연골이 파괴되면서 발생하는 통증과는 분명히 구분되어야 한다.

만약 우리가 근골격계에 구조적인 문제를 겪고 있다면 우리는 운동이나 일상 활동을 제약해야 될 필요가 있다. 이럴 때 운동을 하면서 나타나는 통증은 운동이 뼈, 근육, 관절, 연골, 인대에 무리를 주고 있다는 신호이기 때문에, 이런 경고를 무시하고 계속해서 운동을 강행할 경우엔 이미 손상을 입은 부위에 더 큰 손상을 초래

11 Liv Giske et al, Pain and Sympathoadrenal Responses to Dynamic Exercise in Women with the Fibromyalgia Syndrome, Journal of Musculoskeletal Pain, Vol.15(4) 2007

할 수 있다. 그러므로 재활 운동이 가능한 시점까지는 육체적인 활동을 제한하고 조심해야 한다.

반면에 섬유근육통 환자는 운동에 대해 기존 근골격계 환자들과 완전히 다른 관점에서 접근해야 한다. 섬유근육통 환자에게 운동과 육체 활동은 근육의 말초 혈관 밀도를 증가시켜 주고, 원활한 혈액 순환을 촉진시켜 줌으로써 섬유근육통을 빨리 회복시키는 데 큰 도움을 주기 때문이다. 그러므로 운동과 육체 활동에 대한 두려움을 가질 것이 아니라, 점진적으로 운동 강도와 양을 늘려 나감으로써 운동과 육체 활동이 섬유근육통 환자에게 주는 유익한 효과를 최대한 누릴 수 있어야 한다.

만약 주변 사람들에게서 들은 조언이나 인터넷을 통해 알게 된 잘못된 정보 때문에 운동과 일상 활동에 대해 두려움을 갖게 되고 육체적인 활동을 기피하게 되면, 이미 손상된 근육에 더욱 혈액 순환이 나빠지고 그로 인해 더 심한 통증이 초래되는 악순환에 빠지게 된다. 이런 악순환을 심리학에선 두려움-회피 모델(Fear-Avoidance Model)이라고 얘기하는데, 남아프리카의 심리학자인 조셉 월프가 정립한 이론이다.

그는 실험실에서 고양이들이 어떤 구역을 지나갈 때 전기 쇼크를 주는 장치를 설치하였더니, 고양이들이 그 구역으로 지나가지 않고 두려움을 나타내는 현상을 관찰하였다. 이후 전기 장치를 설치한 구역을 조금씩 줄여 주면서 그 구역을 지나가면 먹이를 주는 방법으로 점진적으로 고양이를 훈련시켰더니, 나중엔 전기 장치를 설치한 구역에 대한 두려움을 많이 없앨 수 있었다. 그는 이 방법을 사람에게 적용하였는데, 환자들이 두려움을 갖고 있는 대상을 5초-10초 정도씩 짧은 시간 동안 환자들이 경험하게 도와주었더니, 두려움이 서서히 감소하다가 나중엔 두려움이 없어지는 효과를 얻을 수 있었다고 한다.

두려움-회피 모델 이론을 만성 통증 치료에 적용한 사람이 있는데, 네덜란드의 심리학자인 요한 블래옌이다.

환자들은 어떤 일을 시작하기 전에 그 일을 했을 때 나타날 수 있는 통증이 어떨지를 미리 예측하는데, 그 평가 기준은 본인이 직접 경험한 것이나, 다른 사람을 관찰함으로써 얻게 된 경험, 인터넷이나 주변 사람들을 통해서 얻게 된 지식을 통해서 형성된다. 그런데 이런 평가 기준은 사실을 잘못 해석하게 해서, 통증을 사실보다 과장되게 부풀려서 환자에게 통증에 대한 지나친 두려움(pain-related fear)을 갖게 만든다.

예를 들어 어떤 물건을 들려고 할 때, '이 물건을 들다가 내 척추신경에 큰 손상이 오면, 난 평생 휠체어 신세를 면하지 못할 거야.'라고 사실과는 다른 과장된 두려움에 사로잡히게 될 수 있다. 이런 지나친 두려움은 운동이나 일상 활동에 대해 더욱 조심스럽고 소극적으로 만들기 때문에 결국 운동이나 일상 활동을 제약하게 되고, 그 결과 신체 사용이 줄면서 근육은 더욱 위축되고 통증은 심해진다. 이런 일련의 과정들은 아래와 같은 악순환 사이클을 만든다.

그러나 통증에 대한 심리적 두려움을 버리고 통증에 맞서 물러서지 말고 아프더라도 운동과 일상 활동으로 몸을 열심히 움직이면 나중엔 병이 회복되고 만성 통증이 사라지는 좋은 결과를 얻을 수 있다는 것이 바로 요한 블래옌이 주장한 만성 통증의 올바른 치료 방법이다.

섬유근육통 환자들도 운동과 일상 활동 시에 일시적인 통증을 느낄 수 있지만, 아프다고 물러서지 말고 도리어 통증을 참으면서 육체 활동을 늘려 주는 것이 섬유근육통의 만성 통증을 치료하는 올바른 방법임을 요한 블래옌의 이론을 통해 다시 한 번 확신하게 된다.

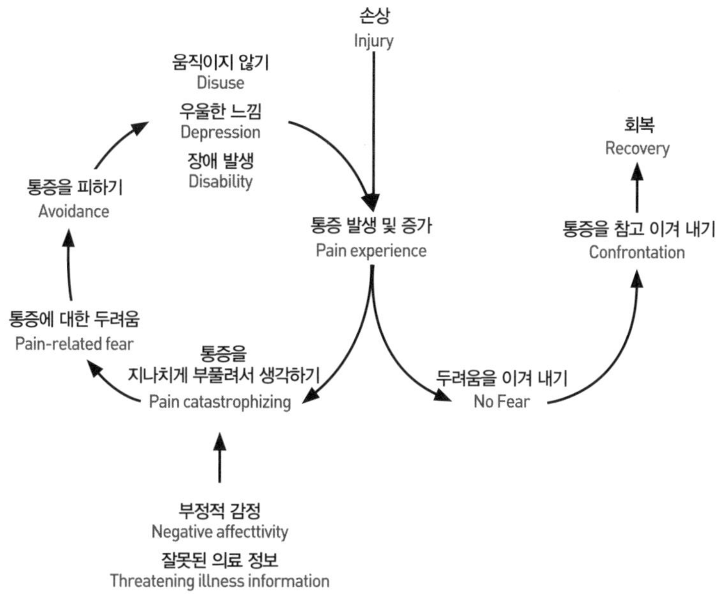

[Johan Vlaeyen, Pain-Related Fear ; Exposure-Based Treatment of Chronic Pain, IASP PRESS, WASHINGTON,D.C.]

어떤 사람들은 통증이 내 몸을 공격하는 적이므로, 어떤 방법을 사용해서라도 없애야 된다고 생각한다. 반면에 통증 자체는 고통스럽지만, 인체가 스스로를 치유해 나가는 과정이므로 통증을 없애는 치료보다는 질병을 낫게 해서 스스로 통증이 사라지게 해야 한다고 생각하는 사람들도 있다. 그러므로 우리가 어떤 치료 방법을 선택할 것인가는 우리가 통증을 어떻게 바라보느냐에 따라서 결정된다고 해도 과언이 아니다.

앞에서 여러 차례 강조했듯이 섬유근육통은 근육 말초 혈관에 혈액 공급이 악화되면서 발생하는 통증이다. 그러므로 근육 활동을 중단하고, 편하게 누워서 쉬고 있을 때 통증이 줄어들게 된다. 근육 활동이 최소화되면, 적은 혈액 공급만으로도 근육이 필요로 하는 산소를 충족시킬 수 있기 때문이다. 반면에 운동이나 집안일을 하기 시작하면 근육 활동이 증가하게 되고 근육에선 더 많은 혈액 공급을 요구하기 시작하는데, 이때 섬유근육통 환자는 근육이 필요로 하는 충분한 혈액을 공급해 주지 못하기 때문에, 근육 조직에선 점점 산소가 희박해지고, 에너지가 결핍되고, 버려야 될 노폐물이 쌓이기 시작하면서 위험을 경고해 주는 신호인 통증이 일어나게 된다.

이때 발생하는 통증과 염증은 근육에 분포되어 있는 말초 혈관을 확장해 줘서 더 많은 혈액이 근육에 공급되도록 도와줄 뿐만 아니라, 새로운 말초 혈관을 만들어 구석구석 혈액이 흐르도록 도와주고, 또한 심장 박동을 높여 주므로 몸 전체 혈액 순환을 촉진해 준다. 이렇게 통증은 두 가지 양면성을 갖고 있다. 즉 우리를 고통스럽게 만들기도 하지만, 다른 한편으론 병을 낫게 하는 데 필수적인 요소이기도 하다. 이러한 통증의 긍정적인 역할에 대해 정확한 지식을 갖게 되면, 통증에 대한 지나친 두려움에서 벗어날 수 있다.

통증에 대한 지나친 두려움에서 벗어났다고 하더라도, 심한 통증은 여전히 두려운 존재이다. 그럼 어떻게 심한 통증은 피하면서도 운동의 효과는 누릴 수 있을까? 운동량을 점진적으로 서서히 늘려 나가는 방법이다. 처음에 자신의 한계를 정해 놓고 그 운동량과 강도에 익숙해지면, 그 이후에 조금씩 그 한계를 높이면서 운동량과 강도를 조절해 나가는 것이다. 여유가 있다면 전문 트레이너의 코치를 받으면서 유산소 운동과 근력 운동, 스트레칭을 함께 병행해 나가면 극심한 통증을 겪지 않으면서도 몸 상태를 개선해 나갈 수 있다.

물론 운동 중에 통증이 발생하겠지만, 통증과 더불어 근육에 공급되는 혈액 순환도 함께 빠르게 개선되고 있다는 사실을 기억하면서 통증을 참고 이겨 내자. 이런 고통스런 노력을 통해 근육 말초혈관에 혈액이 정상적으로 순환되기 시작하면 통증은 저절로 줄어들고, 결국엔 사라지게 된다. 우리의 목표는 당장 통증을 감소시키는 것이 아니므로, 일시적으로 더 심한 통증을 경험하더라도 물러서지 말고, 운동과 육체 활동을 멈추지 말고 계속해야 한다.

우리가 통증이 주는 고통에만 온전히 신경을 집중하게 되면, 통증은 더욱 두렵게 느껴지게 되고 우리의 활동을 위축시키므로 나중엔 더 큰 통증이 되어 돌아온다. 반면에 통증이 주는 긍정적인 측면에 생각을 집중하고, 통증이 느껴지더라도 더 많은 육체적인 활동을 하려고 노력한다면 나중엔 오히려 통증이 감소되고 병이 호전되는 경험을 하게 될 것이다.

침 치료

침 치료는 섬유근육통 환자의 통증을 줄여 줄 뿐만 아니라 우울증, 불안 장애를 개선해 줌으로써 섬유근육통 환자의 전반적인 삶의 질을 높여 준다. 침 치료가 섬유근육통의 다양한 증상을 치료하는 데 효과가 있다는 사실을 증명하는 몇 개의 논문을 살펴보자.

먼저 침 치료의 진통 효과에 대한 논문인데, 9명의 섬유근육통 환자에게 10-14차례 침 치료를 한 뒤에 환자의 상태를 조사해 보니, 통증이 크게 감소했고 압통점 개수가 줄어들었는데 이런 치료 효과는 2개월에서 6개월까지 지속되었다고 한다.[12]

침 치료는 통증 외에도 섬유근육통 환자가 겪고 있는 정서 장애를 개선하는 데도 효과가 있었는데, 8명의 섬유근육통 환자들에게 2개월 동안 매주 1회씩 5곳의 압통점에 침 치료를 실시한 뒤에 우

12 Margareta Sandberg et al, Manual Acupuncture in Fibromyalgia: A Long-Term Pilot Study, Journal of Musculoskeletal Pain, Vol. 7(3) 1999

울증, 불안 장애, 삶의 질 척도 모든 부면에서 현저한 개선 효과가 있었다고 한다.[13]

또한 과거에 발표된 연구를 종합적으로 평가한 논문이 2013년 발표되었는데, 이 논문에 의하면 침 치료는 섬유근육통 환자의 통증을 감소해 주었고, 삶의 질을 향상시키는 면에서, 수면 유도 효과, 만성 피로 회복, 관절의 뻣뻣함을 치료하는 모든 부면에서 확실한 효과가 있었다고 발표하였다.[14]

지금까지 살펴본 것처럼 침 치료는 섬유근육통 환자의 다양한 증상을 치료하는 데 효과적인 치료 방법이다. 그럼, 이렇게 침 치료가 섬유근육통 치료에 좋은 효과를 나타내는 이유는 무엇인가?

한 연구에서는 섬유근육통 환자의 정강이 근육(Tibialis anterior) 위에 있는 족삼리 혈에 침을 꽂고 20분간 유침을 하면서 족삼리 혈 주변 근육과 피부의 혈액 순환을 PPG라는 계기를 통해서 계측하였더니 다음 페이지 그래프에서 보여 주는 것처럼 놀라운 결과를 얻을 수 있었다. 피부 혈액 순환은 침 치료 전보다 62.4% 향상되었고, 근육의 혈액 순환은 93.1% 향상되었다.[15]

13 Jessica B. et al, Effect of Acupuncture at Tender Points for the Management of Fibromyalgia Syndrome: A Case Series. Journal of Acupuncture and Meridian Studies Volume 6, Issue 3, June 2013, Pages 163-168

14 John C Deare et al, Acupuncture for treating fibromyalgia, Cochrane Database of Systematic Reviews 2013, Issue 5

15 Sandberg M. et al, Peripheral effects of needle stimulation (acupuncture) on skin and muscle blood flow in fibromyalgia, European Journal of Pain, 2004 Apr;8(2):163-71

특히 건강한 사람보다 섬유근육통 환자군에서 침 효과가 더 좋게 나타났는데, 침을 놓은 지 3분이 경과했을 때 섬유근육통 환자군의 근육 혈액 순환은 무려 110%까지 증가되었고, 침 치료를 받는 20분 내내 근육 혈액 순환은 90% 이상 증가된 수치를 유지하였다. 이렇게 근육의 혈액 순환을 극적으로 향상시켜 주는 침 효과는 섬유근육통 환자들의 근육 통증과 관절 경직을 개선해 주는 데 큰 도움을 준다.

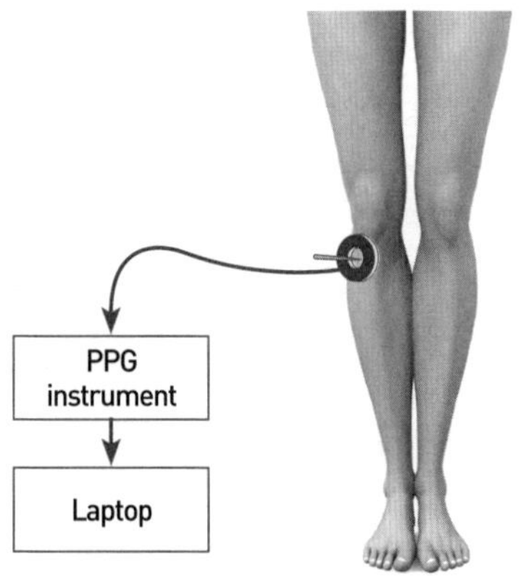

침 치료가 말초 혈관 혈액 순환을 개선해 주는 뛰어난 효과를 나타내는 이유에 대해 지금까지 밝혀진 바로는, 침을 꽂은 부위에서 인체 신경 말단에서 P물질(Substance P), 칼시토닌 유전자 관련 펩티드(CGRP)가 분비되는데, 이 두 가지 물질은 통증 유발 물질로서 침 맞은 부위에 통증을 일으키지만, 다른 한편으론 강력한 혈관 확장

제로서 혈관을 확장시켜 혈액이 빨리 순환하도록 촉진하는 작용을 한다. 또한 침 치료는 조직 속 산화질소(NO; Nitric Oxyde) 농도를 증가시키는데, 산화질소는 혈관을 확장시켜 혈액 순환을 활발하게 촉진해 주는 작용을 한다.[16]

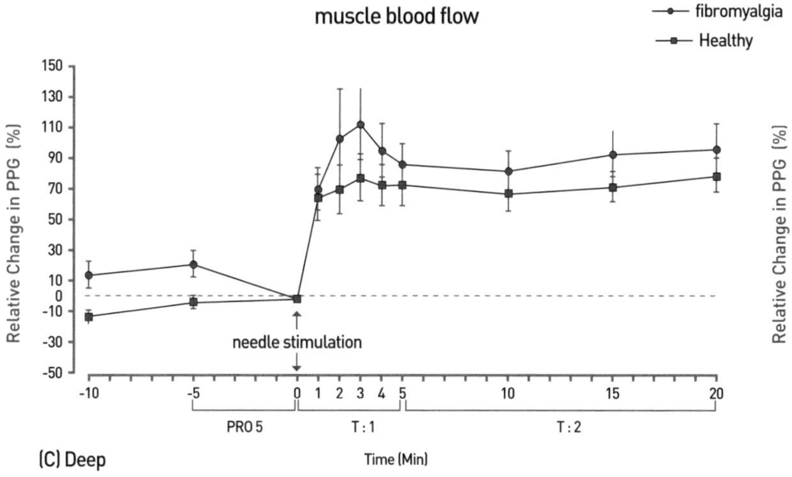

침 자극에 의해 분비되는 여러 가지 물질들이 말초 혈관을 확장시켜 근육의 혈액 순환을 개선해 줄 뿐만 아니라, 몸 전체로는 교

16 Song-Yi Kim et al, Changes of Local Blood Flow in Response to Acupuncture Stimulation: A Systematic Review, Evidence-Based Complementary and Alternative Medicine, Vol.2016

감 신경의 작용을 억제해서 스트레스를 완화해 줌으로써[17] 침 치료는 섬유근육통의 좋은 치료 방법이 된다.

고압 산소 치료

고압 산소 치료는 대기압보다 높은 2-4기압의 공간에서 100% 산소를 호흡하게 함으로써 다량의 산소가 체내 혈액에 녹아들어가 몸속에 충분한 산소를 공급해 주는 치료법으로, 잠수병뿐만 아니라 가스중독, 당뇨 합병증에 의한 괴사 치료에도 사용되고 있다. 고압 산소 치료기가 아직까지 우리나라에선 대학병원과 일부 대형병원에만 설치되어 있어서 접근성이 떨어지고 섬유근육통 치료에 흔히 사용되지 않아서 의료 보험 적용을 받지 못한다는 단점이 있지만, 섬유근육통의 아주 유망한 치료 방법이라고 판단되기에 그와 관련한 연구 결과를 소개하고 싶다.

섬유근육통 환자를 26명과 24명 두 그룹으로 나눈 뒤에 한 그룹에겐 일주일에 5회씩(1회 90분) 3주에 걸쳐 총 15회 고압 산소 치료를 실시했다. 그 결과, 고압 산소 치료를 실시한 그룹에서 압통점 개수가 60% 정도 감소하였고, 통증 수치는 50% 이상 줄었다고 한다.

고압 산소 치료는 근육 조직에 산소 공급을 늘려 주기 때문에 근

17 Eshkevari L. et al, Acupuncture blocks cold stress-induced increases in the hypothalamus-pituitary-adrenal axis in the rat. J Endocrinol. 2013 Mar 15;217(1):95-104.

육의 저산소증을 치료해 주고, 젖산 축적을 감소시켜 주며, 근육의 에너지(ATP) 생산을 높여 주기 때문에 섬유근육통 치료에 효과적이라고 논문은 설명한다.[18]

고압 산소 치료는 섬유근육통 환자의 통증을 감소시켜 주고, 삶의 질을 개선해 줄 뿐만 아니라, 만성 통증으로 인해 발생한 뇌 변성을 회복시켜 주는 효과가 있다. 60명의 섬유근육통 환자에게 8주에 걸쳐 총 40회(매주 5회/ 90분씩) 고압 산소 치료를 실시하고, 치료 전후의 단일 광자 방출 전산화 단층 촬영(single photon emission computed tomography) 결과를 비교하였더니, 비정상적으로 과열되어 있었던 뇌 후두엽 부위의 활동은 감소되었고, 저하되어 있었던 뇌 전두엽 부위의 기능은 활성화됨으로써 오랜 기간 통증으로 인해 변성되었던 뇌 구조와 기능을 원래 상태로 회복시켜 주는 놀라운 효과를 발휘한 것으로 나타났다.[19]

뇌 통증 회로 이완 호흡법

옥스퍼드 대학에서 신경학을 연구하는 아이린 트레이시 연구팀이 알아낸 바에 의하면, 뇌가 몸에서 올라오는 통증 신호를 처리할

18 S. Yildiz et al, A New Treatment Modality for Fibromyalgia Syndrome: Hyperbaric Oxygen Therapy, The Journal of International Medical Research, 05/2004, Volume 32, Issue 3

19 Shai Efrati et al, Hyperbaric Oxygen Therapy Can Diminish Fibromyalgia Syndrome - Prospective Clinical Trial. PLoS One. 2015; 10(5): e0127012. Published online 2015 May 26

때 뇌의 한 부분만 관여하는 것이 아니라, 뇌의 여러 부분이 관여한다고 한다. 이 과정엔 뇌에서 감정을 느끼고, 생각하고, 기억하고, 결정을 내리는 부분까지도 통증 신호 처리에 참여하는 것으로 밝혀졌다. 그러므로 동일한 자극에도 우리가 매번 통증을 다르게 느끼게 되는 것은 바로 이런 이유 때문이라고 연구진은 밝혔다.

즉, 통증 자극은 통증을 일으키는 한 가지 요소일 뿐, 실제로 통증을 처리하는 뇌에서는 당시의 감정 · 생각 · 기억 · 상황을 종합해서 통증을 해석하기 때문에 같은 자극에도 우리는 그때그때 다른 통증을 느끼게 된다는 설명이다. 예를 들어, 우리가 뜨거운 찌게 냄비를 맨손으로 오븐에서 식탁까지 옮긴다고 생각해 보자. 우리 뇌는 뜨거운 냄비를 옮기는 도중에 만약 냄비를 바닥에 쏟으면 일어날 불상사를 미리 예상하면서, 손가락이 뜨겁더라도 꾹 참고서 냄비를 무사히 식탁 위에까지 옮겨 놓는다. 손가락을 통해서 전달되어 오는 통증 신호를 사고력 · 기억력 · 판단력을 종합해서 통증 신호를 참을 수 있는 수준까지 낮출 수 있었기 때문이다.

이런 연구 결과와 일치하게 옥스퍼드 대학 연구팀은 두려움, 걱정, 우울한 감정을 느낄 때 우리의 뇌는 통증 신호를 더욱 증폭시켜서 더 심한 통증을 느끼게 한다는 사실도 밝혀냈다.[20] 이러한 옥스퍼드 대학 연구팀의 연구 결과는 사실 우리에게 그리 놀랍지 않

20 National Geographic-Special issue: The future of medicine January 2020 p.p. 55-62

다. 왜냐면 섬유근육통을 앓는 분들은 흔히 경험해 왔던 일이기 때문이다.

똑같은 통증이라도 기쁘고 좋은 일이 있는 날엔 통증을 훨씬 덜 느끼게 되고, 스트레스를 많이 받거나 우울한 날엔 통증을 더 심하게 느끼게 된다. 이렇게 우리가 실제 체감하는 통증은 감정 · 생각 · 기억을 담당하는 뇌의 다양한 부분이 뇌 통증 회로를 자극해서 통증을 증폭시키느냐 혹은 뇌의 통증 회로를 이완시켜서 통증을 감소시키느냐에 따라 결정된다. 그러므로 뇌의 긴장을 풀어 주게 되면, 뇌 통증 회로를 이완시켜 통증을 줄여 줄 뿐만 아니라 교감 신경을 완화해 주므로 근육에 공급되는 말초 혈관 혈류량을 증가시켜 통증을 감소시키는 이중 효과를 거둘 수 있다. 이런 이유 때문에 뇌의 긴장을 풀어 주는 훈련을 규칙적으로 하는 것은 섬유근육통을 감소시키는 데 매우 효과적인 방법이다. 뇌의 긴장을 이완시키는 데 도움이 되는 뇌 통증 회로 이완법을 소개하고자 한다.[21]

"부~~~" 호흡법

1. 편안한 자리에 앉아서 눈을 지그시 감는다(조용한 배경 음악이 있으면 더욱 좋다).
2. 숨을 천천히 들이쉰다.

21 Freedom from Pain-discover your body's power to overcome physical pain, Peter A. Levine, Maggie Phillips, Sounds True

3. 숨을 최대한 들이 쉬었을 때 잠시 멈추었다 숨을 내쉬기 시작하는데 "부~~~~" 하는 소리와 함께 천천히 공기를 배출한다. 이때 "부~~~~~" 하는 소리는 복부로부터 올라오는 느낌으로 소리를 낸다.
4. 숨을 모두 내쉰 뒤엔 다시 숨을 천천히 들이쉬면서 전체 호흡 과정을 다시 반복한다.

"부~~~" 호흡법 + 신체 감각 느끼기

1. "부~~~" 호흡을 계속하면서 마음속에 내 몸을 떠올린다.
2. 먼저 내 몸에서 통증 없이 편안한 부분을 생각해 본다. 만약 발이 머릿속에 떠오르면, 발가락을 살짝 움직여 본다. 마룻바닥에 닿아 있는 발바닥은 어떤 느낌이 드는가? 체중을 왼쪽, 오른쪽으로 번갈아 가며 살짝 기울여 보면서 발바닥에 전해 오는 느낌을 느껴 본다.
3. 다음엔 몸이 아픈 부분으로 생각을 옮겨 보자. 만약 허리에 통증이 있다면, 아픈 부분을 느낄 때 전해 오는 느낌을 구체적으로 표현해 본다. 예를 들어 뭉친 느낌, 단단한 느낌, 벌어지는 느낌, 묵직한 느낌, 콕콕 쑤시는 느낌, 시린 느낌, 열이 나는 느낌처럼 자신만의 언어로 나타내 본다.
4. 이제 호흡을 천천히 계속하면서 아픈 부위로 산소가 퍼져 확산되는 이미지를 떠올려본다. 천천히 "부~~~" 호흡을 서너 차례 한다. 통증 부위가 조금씩 이완되는지 느껴 본다.

5. 몸의 긴장을 풀면서 "부~~~" 호흡을 계속한다.

긴장성 근육 통증 증후군(Tension Myositis Syndrome) 완화법

30년 넘는 기간 동안 통증 환자를 성공적으로 치료해 온 뉴욕의대 존 사노 교수는 마음이 몸에 병을 일으키는 심신증(心身症)의 원인과 치료법에 대해 큰 연구 성과를 이뤘고, 긴장성 근육 통증 증후군(Tension Myositis Syndrome)이라는 새로운 개념을 만들고 마음의 병이 어떻게 근육 통증을 유발하는지 그 원인, 기전, 치료법에 대해 자세하게 밝혀 놓았다.

존 사노 교수의 탁월한 연구 성과는 우리가 섬유근육통의 발병 원인과 치료 방법을 찾는 데 중요한 단서를 제공해 준다.[22] 그럼 그가 정립한 이론인 긴장성 근육 통증 증후군(Tension Myositis Syndrome)에 대해 살펴보자.

우리가 부끄러울 때 얼굴이 빨갛게 홍당무가 되고, 긴장했을 때 손에 땀이 나는 것처럼, 우리 마음과 몸은 서로 긴밀하게 연결되어 영향을 주고받는다. 만약 우리에게 분노하는 마음이 생기면 우리 몸은 어떻게 반응할까? 얼굴이 상기되고, 가슴이 두근거리면서 분노하는 감정이 몸에도 그대로 드러날 것이다. 시간이 흘러 감

22 뉴욕 타임즈 베스트셀러 북이었던 존 사노 교수의 저서 [Healing Back Pain]이 우리나라에선 [통증 혁명](존 사노 지음, 이재석 옮김, 국일 미디어)이란 제목으로 출판되었음.

정이 풀리고 분노가 사라지면, 우리 몸도 원래의 평온한 상태로 돌아가게 된다. 만약 우리가 너무 억울한 일을 당해서 극심한 분노가 발생하고, 그 분노하는 감정이 풀리지 않고 계속 남아 있다면 우리 몸에선 어떤 일이 벌어질까?

이렇게 우리 마음이 정신적으로 감당하기 힘든 문제를 겪게 되면, 우리 마음은 무의식적으로 마음의 고통을 감내하기보다는 일부러 신체의 어느 부위에 통증을 일으켜서 마음이 그곳에 주의를 빼앗기도록 유도함으로써 마음이 고통을 잊을 수 있도록 마련한다.

그럼 뇌는 어떤 방법으로 근육 통증을 일으키는가? 뇌가 인체의 어느 특정 부위에 혈액 순환 감소를 일으키면 그 조직엔 산소가 부족해지고, 산소가 부족해진 조직엔 통증이 발생하게 된다. 이런 일련의 과정은 극심한 스트레스로부터 뇌가 우리의 정신과 마음을 지키는 중요한 방어 기재라고 존 사노 교수는 주장한다.

흥미롭게도 존 사노 교수는 또 다른 저서에서 섬유근육통을 매우 심한 형태의 긴장성 근육 통증 증후군이라고 정의하고 있다.[23] 실제 그의 이러한 주장은 근육 조직에 혈액 순환 감소로 인해 섬유근육통이 발생한다는 여러 학자들의 연구 결과와 일치한다. 존 사노 교수는 자신이 치료한 섬유근육통 환자들은 통증의 원인이 자신의

23 The divided mind-the epidemic of mindbody disorders, John E. Sarno, Harper Perennial

마음에서 비롯되었다는 사실을 깨닫기 시작하면서 증상이 완화되기 시작했고, 치료되었다고 얘기한다.

존 사노 교수가 제안하는 묵상법

존 사노 교수가 제안하는 실천 방안을 자주 묵상해 봄으로써 우리의 뇌가 근육에 통증을 일으키는 일을 하지 못하도록 노력을 기울여 보자.

1. 나의 통증은 내 몸의 구조적 문제 때문에 발생하는 것이 아니라, 무의식 속에서 억압된 '분노'가 해롭지 않은 몸의 통증을 이용해서 불쾌한 감정을 회피하게 하려는 것이다.
2. 따라서 나에겐 어떠한 신체 동작도 위험하지 않다.
3. 나는 정상적인 신체 활동을 회복할 수 있고, 나는 더 이상 통증에 얽매이거나 통증을 두려워하지 않을 것이다.
4. 나는 통증에 신경을 기울이기보다는, 더 근본 원인인 내 마음의 문제에 주의를 기울이겠다.
5. 나는 뇌에게 이제 주도권은 내가 잡았으니, 더 이상 통증을 이용해서 나를 속이려 하지 말고, 혈액이 원래대로 잘 순환되도록 회복시켜 놓으라고 얘기할 것이다.
6. 나는 내 마음을 잘 살펴서 다스릴 수 있다. 무의식 속에 있는 '분노'가 지금처럼 계속 나를 조종하도록 허용하지 않겠다.

장내 세균(Microbiome) 건강하게 키우기

우리 인체에 살아 있는 모든 세포의 90%는 세균이라고 한다. 이런 세균들은 장내 세균, 피부에 살고 있는 세균, 구강이나 성기에 살고 있는 세균을 포함하는데, 나머지 10%의 세포만이 우리 몸을 구성하는 세포들이다. 2016년 발표된 한 연구에서는 장내 세균총이 전전두엽 피질의 신경 세포가 형성되는 과정에서 미엘린 수초(myelin) 형성에 매우 중요한 역할을 한다는 사실을 밝혀냈다. 미엘린 수초(myelin)는 전선의 피복처럼 신경을 둘러싸는 지방성 물질로서 전기 신호가 누출되거나 흩어지지 않게 보호해 주는 역할을 하는데, 이 발견으로 미엘린 수초가 퇴화되면서 발생하는 다발성 경화증 및 여러 가지 신경 계통의 질병의 치료법으로 장내 세균총의 역할이 주목을 받았다.[24]

특히 장내 세균총의 조성에 변화가 초래되어 나쁜 세균이 증식하게 되면, 장관 점막 세포끼리 연결되어 장내 물질이 체내로 침투하지 못하게 막는 단단한 결합(tight junction)을 느슨하게 만들어서 헐거워진 세포 사이 틈으로 장내 세균이나 독소 같은 물질들이 쉽게 체내로 침입하게 되는 '새는 장 증후군(장누수증후군; leaky gut syndrome)'이 초래된다. 이런 상태는 노화, 천식, 항암 치료 후유증, 음식물 알레르기, 류마티스 관절염, 크론병, 궤양성 대장염,

24 AE Hoban et al, Regulation of prefrontal cortex myelination by the microbiota, Transl Psychiatry. 2016 Apr; 6(4): e774

관절염, 만성 피로 증후군, 과민성 대장 증후군, 전신성 홍반성 낭창에서 광범위하게 발견된다.[25]

흥미롭게도 섬유근육통 환자에서도 '새는 장 증후군(장누수증후군)'이 흔하게 발견되는데, 한 연구에 의하면 40명의 섬유근육통 환자 가운데 무려 28명(70%)에게서 장관 점막 세포 투과성이 증가되어 새는 장 증후군을 앓고 있는 것으로 조사되었다. 헐거워진 장관 점막 세포를 통해 체내로 침투해 들어온 세균이나 물질 때문에 발생하는 염증 반응이 섬유근육통 발생과 연관되어 있을 것으로 추정되기 때문에 새는 장 증후군을 치료하는 것은 섬유근육통 치료를 위해서도 중요하다고 볼 수 있다.[26]

새는 장 증후군을 일으키는 흔한 원인으로는 정신적 스트레스, 장내 병원균 감염, 진통제 · 항생제 · 스테로이드를 복용한 경우, 화학 요법이나 방사선 요법 같은 항암 치료 후유증, 부패한 음식이나 중금속, 독성 물질을 섭취한 경우를 들 수 있다.(25) 특히 스트레스는 장내 세균총에 해로운 영향을 주고 나쁜 세균이 증식하도록 도와줌으로써 주된 원인으로 작용하는데, 체내로 침투한 세균이나 독소는 인체에 더 큰 스트레스로 작용해 불안 장애와 우울증을 초

25 전우규, 장건강 및 면역질환의 보완통합의학적 접근, 한양메디칼리뷰 Vol.30 No.2, 109-114, 2010

26 A. Goebel et al, Altered intestinal permeability in patients with primary fibromyalgia and in patients with complex regional pain syndrome, Rheumatology, Volume 47, Issue 8, August 2008, Pages 1223-1227

래할 수 있다고 한다.[27] 그러므로 스트레스를 제거해 주는 것과 더불어 무너져 내린 장내 세균총을 다시 건강하게 회복시켜 주는 것이 새는 장 증후군 치료를 위해 매우 중요하다고 할 수 있다.

이렇게 우리의 장에 살고 있는 세균들은 우리의 생명 유지에 없어서는 안 되는 중요한 역할을 수행하면서 우리 몸과 함께 공존하며 살고 있다. 따라서 장내 세균을 잘 돌보는 것은 섬유근육통 치료에 매우 중요하다. 그럼 장내 세균을 건강하게 유지하는 방법으로는 어떤 것들이 있을까? 프로바이오틱스 복용을 통해 섬유근육통 치료에서 어떤 효과를 기대할 수 있을까? 이런 흥미로운 질문에 대한 답을 함께 찾아보기로 하자.

먼저 장내 세균을 건강하게 유지하는 방법을 살펴보면,

첫째 진짜 음식을 섭취하는 것이다. 가공 식품이나 인스턴트식품을 피하고, 야채 · 과일 · 곡식류를 섭취한다. 발효 음식인 김치, 요거트, 된장, 청국장, 나또 등을 즐겨 먹는다. 프로바이오틱스(probiotics) 제품을 복용하고 프리바이오틱스(prebiotics) 음식을 섭취하는 것이 좋다.

둘째, 건강한 지방을 섭취한다. 동물성 지방 대신에 아보카도, 견과류, 올리브기름, 참기름, 들기름을 섭취한다.

27 Daniel Kuti et al, Gastrointestinal (non-systemic) antibiotic rifaximin differentially affects chronic stress-induced changes in colon microbiome and gut permeability without effect on behavior, Brain, Behavior, and Immunity, 7 December 2019

셋째, 충분한 수면을 취한다. 장내 세균도 사람과 마찬가지로 수면 사이클을 갖고 있다. 즉, 사람이 잠들 때 장내 세균도 잠을 자고, 사람이 깨어 활동할 때 장내 세균도 함께 활동한다. 그러므로 충분한 수면을 취하는 것은 장내 세균을 건강하게 만드는 데 중요하다.

넷째, 운동을 한다. 운동은 장내 세균을 건강하게 만들어 주므로, 규칙적인 운동을 하려고 노력한다.

다섯째, 항생제 복용을 절제한다. 항생제는 장내 나쁜 세균뿐만 아니라 좋은 세균까지도 한꺼번에 소멸한다. 이렇게 파괴된 장내 세균총의 회복 속도는 사람마다 차이가 있는데, 며칠이나 또는 몇 주 안에 회복되기도 하지만, 전혀 회복되지 못하는 경우도 있다. 그러므로 항생제 복용을 절제하고, 부득이하게 항생제를 복용하게 되면 나중에 프로바이오틱스를 반드시 복용해서 장내 세균이 다시 자리 잡을 수 있게 돕는다.

프로바이오틱스(Probiotics) | 건강한 사람의 소화 기관에는 대략 400가지 정도의 박테리아가 살고 있는데, 프로바이오틱스는 체내로 들어왔을 때 건강에 도움을 주는 유익한 세균을 말한다. 프로바이오틱스는 장에서 증식하면서 젖산을 만들어 해로운 세균이 증식하지 못하도록 억제함으로써 장을 건강하게 만든다. 프로바이오틱스가 체내에서 어떤 긍정적인 역할을 수행하는지 구체적으로 살펴보도록 하자.

프로바이오틱스 – 장을 건강하게 | 1998년에 있었던 한 연구에 의하면, 섬유근육통 환자의 약 50%는 소화불량(Dyspepsia)을, 약 70% 정도는 과민성 대장 증후군(Irritable bowel syndrome; IBS)을 앓고 있다고 한다. 또 다른 연구에 의하면 섬유근육통 환자들에게 수소 호흡 검사(Hydrogen Breath Test)를 시행했더니 환자의 100%에서 비정상 소견을 보여 소장 박테리아 과성장(Small Intestinal Bacterial Overgrowth; SIBO)이 의심된다는 보고를 하였다.

섬유근육통 환자들을 고통스럽게 하는 장과 관련된 이런 증상을 치료하는 데 프로바이오틱스가 매우 효과적이라는 연구 결과들이 있었다. 36명의 과민성 대장 증후군 환자들에게 네 가지 종류의 유산균을 8주 동안 복용시킨 뒤에 위약을 복용한 대조군과 비교했을 때, 복통과 배변 불쾌감이 많이 감소하였다는 연구 결과가 있었다.[28]

51명의 과민성 대장 증후군 환자들에게 여러 종류의 유산균을 매일 2회 4주 동안 복용시킨 뒤에 위약을 복용한 대조군과 비교했을 때, 유산균을 복용한 그룹의 85%가 전반적인 증상이 호전되었다고 보고했다. 또한 복부 팽만감과 복통도 대조군에 비해서 훨씬 좋은 효과를 거두었다.[29]

28 Kyoung Sup Hong et al, Effect of Probiotics on Symptoms in Korean Adults with Irritable Bowel Syndrome, Gut Liver. 2009 Jun; 3(2): 101-107. Published online 2009 Jun 3

29 Jafari E. et al, Therapeutic effects, tolerability and safety of a multi-strain probiotic in Iranian adults with irritable bowel syndrome and bloating, Arch Iran Med. 2014

52명의 설사를 주 증상으로 하는 과민성 대장 증후군 환자에게 한 종류의 유산균을 8주 동안 복용시킨 뒤에 대조군과 비교했을 때 배변 횟수를 많이 줄일 수 있었다.[30]

소장 박테리아 과성장(Small Intestinal Bacterial Overgrowth; SIBO) 질환과 과민성 대장 증후군을 함께 앓고 있는 5명의 환자에게 네 종류의 유산균(Saccharomyces boulardii, Bifidobacterium lactis, Lactobacillus acidophilus, Lactobacillus plantarum)을 30일간 복용시킨 뒤에 증상의 심각성을 나타내는 지표가 71% 정도 개선되었다고 한다.[31]

프로바이오틱스 - 뇌를 건강하게 | 섬유근육통 환자들이 겪는 우울증, 불안 장애, 사고력 저하 치료에도 프로바이오틱스가 효과적이라는 연구 결과들이 있었는데, 이 연구들은 '장-뇌 연결축(gut-brain axis)' 이론을 토대로 하고 있다. 이 이론은 장과 뇌가 여러 가지 방법으로 연결되어 있으면서 상호 간에 영향을 주고받는다는 이론이다.

(1) 장은 미주신경 (Vagus nerve)을 통해 뇌와 직접 연결되어 있을 뿐

Jul;17(7):466-70

30 Dolin BJ, Effects of a proprietary Bacillus coagulans preparation on symptoms of diarrhea-predominant irritable bowel syndrome, Methods Find Exp Clin Pharmacol. 2009 Dec;31(10):655-9

31 Leventogiannis K. et al, Effect of a Preparation of Four Probiotics on Symptoms of Patients with Irritable Bowel Syndrome: Association with Intestinal Bacterial Overgrowth, Probiotics Antimicrob Proteins. 2019 Jun;11(2):627-634

만 아니라, (2) 장내 세포들이 만들어 내는 신경 전달 물질, (3) 장내 면역세포가 분비하는 사이토카인, (4) 장내 미생물이 분비하는 대사 물질, (5) 장내 음식물의 성분을 통해 장과 뇌는 정보를 주고받으면서 서로 영향을 미친다는 이론이다.

뇌에서 만들어지는 것과 동일한 가바(GABA), 도파민(dopamine), 아세틸콜린(acetylcholine), 세로토닌(serotonin) 같은 신경 전달 물질이 장에서도 만들어지는데, 놀랍게도 세로토닌의 90%는 장내 미생물의 작용에 의해 장에 있는 내분비 세포에서 만들어진다고 한다. 2015년에 있었던 한 연구에 의하면, 장내 미생물이 없는 무균 쥐는 세로토닌 생산이 대폭 감소했고, 장내 미생물을 다시 투여받은 뒤엔 세로토닌 분비가 증가했다고 한다. 즉, 신경 전달 물질인 세로토닌 생성에 장내 미생물이 밀접하게 연관되어 있음을 알 수 있다.

장내 미생물은 면역 세포에 작용해서 사이토카인을 분비하도록 한다. 이렇게 장에서 만들어진 신경전달물질과 사이토카인은 혈류를 타고 빠르게 뇌에 전달되어 뇌 활동에 영향을 주게 된다. 장내 미생물의 강력한 영향은 '장-뇌 연결축(gut-brain axis)'을 통해 뇌 활동에 영향을 주기 때문에, 장내 환경이 나빠지면 뇌에 나쁜 영향을 미쳐 우울증, 불안 장애, 사고력 저하 같은 정신적인 문제를 일으킬 수 있다.

독자들의 이해를 돕기 위해 '장-뇌 연결축(gut-brain axis)'이 어떻게 작동하는지 간단한 예를 들어 보고자 한다. 만약 우리 뇌가 심각한 스트레스를 받게 되면, 뇌는 여러 가지 방법으로 심각한 위기 상황이 발생했다는 신호를 장에 보내게 되고, 장에선 그 영향으로 신경성 소화 불량을 일으킬 수 있다. 이런 경우가 뇌가 장에 영향을 미치는 과정이라면 반대로 장이 뇌에 영향을 미치는 과정이 존재하는데, 예를 들어 과민성 장 증후군(Irritable bowel syndrome), 크론병(Crohn's disease), 만성 변비 같은 문제들이 거꾸로 뇌로 거슬러 올라가서 우울증이나 불안 장애, 사고력 저하, 정서 변화, 자폐증뿐만 아니라 다발성 경화증(Multiple Sclerosis)까지도 일으킬 수 있다.[32]

스트레스가 줄어들어 긴장이 완화되면, 뇌가 편안해지고 소화 기능이 활발해지는 것과 마찬가지로 프로바이오틱스를 복용해서 장내 환경을 개선하게 되면, 소화 기능이 좋아질 뿐만 아니라 그 영향은 뇌에도 긍정적인 효과를 주게 된다. 이것이 바로 우리가 '장-뇌 연결축(gut-brain axis)' 이론을 이해하고, 프로바이오틱스를 섬유근육통 치료에 적극적으로 활용해야 될 이유이다.

그럼 프로바이오틱스를 사용해서 기분, 우울증, 불안 장애, 사고력 저하를 개선한 구체적인 연구 결과들을 살펴보자. 우선 프로바이오틱스가 사람의 기분을 변화시키는 효과에 대한 연구가 있었는데, 프로바이오틱스가 첨가된 요거트를 매일 2회 4주 동안 섭취한 여성들은 화를 내거나 두려워하는 얼굴 표정의 사진을 보았을 때 대조군에 비해 더 침착한 반응을 나타냈다고 한다. 또한 요거트

32 Stefanie H. et al, Impacts of microbiome metabolites on immune regulation and autoimmunity, Immunology 2018,154;230-238

를 복용한 그룹의 MRI 검사 결과는 감각을 처리하는 뇌 부위의 활동이 저하되어 있었다고 한다. 즉, 프로바이오틱스 복용이 기분을 침착하게 가라앉히는 효과를 나타냈다고 볼 수 있다.[33]

인체는 스트레스를 받게 되면 시상하부-뇌하수체-부신 축(Hypothalamus-Pituitary Axis)을 사용해서 스트레스 호르몬인 코티졸(cortisol)을 과도하게 분비하게 되는데, 실험용 마우스에게 프로바이오틱스를 투여했을 때, 스트레스로 인해 항진되어 있는 시상하부-뇌하수체-부신 축 기능 이상을 정상화시킬 수 있었다고 한다.[34][35] 이 연구는 비록 실험동물을 대상으로 한 연구였지만, 프로바이오틱스 복용이 가진 잠재력에 대해 우리에게 시사하는 바가 크다. 왜냐면 섬유근육통 환자들은 과도한 정신적 스트레스로 인해 시상하부-뇌하수체-부신 축이 과열되고 기능 이상이 발생함으로써 몸의 활력을 떨어뜨려 만성적인 피로감을 느끼게 하고, 식욕 감소, 근육 약화, 불면증, 설사, 변비, 통증 조절 실조 같은 증상을 유발하기 때문이다.

33 Kirsten Tillisch et al, Consumption of Fermented Milk Product With Probiotic Modulates Brain Activity, Gastroenterology June 2013Volume 144, Issue 7, Pages 1394-1401.e4

34 Sudo, N. et al, Postnatal microbial colonization programs the hypothalamic-pituitary-adrenal system for stress response in mice. J. Physiol. 2004,558, 263-275

35 Gareau, M.G. et al, Probiotic treatment of rat pups normalises corticosterone release and ameliorates colonic dysfunction induced by maternal separation. Gut 2007,56, 1522-1528

프로바이오틱스를 우울증 치료에 활용한 연구 결과가 있었는데, 40명의 우울증 환자들에게 프로바이오틱스를 8주간 복용시킨 뒤에 대조군과 비교하였더니, 우울증의 경중을 나타내는 지표인 우울증 검사 스코어(Beck Depression Inventory; BDI)가 크게 감소되어 우울증 치료에 효과가 있었다는 연구 결과가 있다.[36]

아직까지 프로바이오틱스가 불안 장애 치료에 효과가 있다는 확실한 증거는 없지만, Lactobacillus (L.) rhamnosus라는 유산균을 불안 장애 증상을 나타내는 실험용 마우스에게 투여했을 때, 불안증을 크게 감소시켜 주는 효과를 얻었다는 동물 실험 결과가 있었다.[37]

프로바이오틱스가 사고력을 개선하는 효과에 대한 연구가 있었는데, 30명의 알츠하이머 환자 그룹에겐 4가지 유산균(Lactobacillus acidophilus, Lactobacillus casei, Bifidobacterium bifidum, Lactobacillus fermentum)이 들어 있는 우유를 마시게 하고, 다른 30명의 알츠하이머 환자들에겐 유산균이 들어 있지 않은 일반 우유를 마시게 하였다. 12주 뒤에 사고력을 측정하는 테스트를 실시하였더니, 유산균이 들어 있는 우유를 마신 그룹이 일반 우유를 마신 그룹보다 사고

36 Ghodarz Akkasheh et al, Clinical and metabolic response to probiotic administration in patients with major depressive disorder: A randomized, double-blind, placebo-controlled trial, Nutrition Volume 32, Issue 3, March 2016, Pages 315-320

37 Daniel Reis et al, The anxiolytic effect of probiotics: A systematic review and meta-analysis of the clinical and preclinical literature, PLoS One. 2018; 13(6): e0199041.

력이 훨씬 개선된 결과를 얻을 수 있었다.[38]

지금까지 살펴본 것처럼 프로바이오틱스 복용은 위장관 기능을 건강하게 만들어 줄 뿐만 아니라, 섬유근육통 환자들이 겪는 우울증, 불안 장애, 사고력 저하를 개선해 주고, 만성 스트레스로 인해 저하된 스트레스-호르몬 시스템을 정상화시키는 좋은 치료 효과를 나타낸다.

이렇게 프로바이오틱스는 섬유근육통 환자들이 겪는 여러 가지 증상을 개선해 줄 수 있는 유망한 치료법이다. 이 분야가 각광을 받기 시작한 지 채 십여 년이 되지 않았기 때문에 아직까지는 프로바이오틱스에 대해 많은 사실이 밝혀지진 않았다. 프로바이오틱스가 섬유근육통과는 어떤 관련이 있는지, 또한 구체적으로 어떤 장내 세균이 섬유근육통의 어떤 증상을 개선하는지에 대한 연구는 아직도 진행 중이다.

최근엔 유익균인 프로바이오틱스와 유익균의 먹이가 되는 프리바이오틱스를 한 제품에 결합한 포스트 바이오틱스까지 시판되고 있다. 한국에선 이렇게 다양한 종류의 유익균을 구할 수 있기 때문에 여러 가지 종류 가운데 자신에게 가장 잘 맞는 제품을 찾아서 꾸준히 복용하면 섬유근육통을 이겨 내는 데 큰 도움을 받을 수 있다.

38 Elmira Akbari et al, Effect of Probiotic Supplementation on Cognitive Function and Metabolic Status in Alzheimer's Disease: A Randomized, Double-Blind and Controlled Trial, Front Aging Neurosci. 2016; 8: 256. Published online 2016 Nov 10

섬유근육통 환자를 위한 보충제

코엔자임큐텐(conenzyme Q10) | 코엔자임큐텐은 우리 몸 모든 세포에서 발견되는 물질이다. 코엔자임큐텐은 세포의 발전소라고 불리는 미토콘드리아에서 에너지를 생산하는 데 중요한 역할을 수행하기 때문에 코엔자임큐텐 부족은 미토콘드리아 기능에 문제가 발생했다는 지표로 해석되기도 한다. 코엔자임큐텐은 또한 활성 산소를 제거하는 항산화 작용을 하여 활성 산소로부터 세포를 보호하는 기능을 갖고 있다.

섬유근육통 환자들은 산화 스트레스가 증가되어 있는 반면에 항산화 작용은 위축되어 있었고, 코엔자임큐텐도 감소되어 있다는 연구 결과가 있었다. 이에 따라 22명의 섬유근육통 환자들에게 코엔자임큐텐 200㎎을 매일 2회 복용시켰더니, 만성 통증, 만성 피로감, 수면 장애 개선에 매우 좋은 효과를 거두었다고 한다.[39]

한 연구에선 10명의 섬유근육통 환자에게 40일간 코엔자임큐텐 300㎎/day을 복용시키고, 10명의 건강한 대조군에겐 위약을 복용하게 한 뒤에 섬유근육통 증상을 비교해 보았다. 그 결과 건강한 대조군에선 큰 변화가 발견되지 않았지만, 코엔자임큐텐을 복용한 그룹에선 통증이 52% 감소되었고, 피로감 47% 감소, 압통점 개수

39 Di Pierro et al, Role for a water-soluble form of CoQ10 in female subjects affected by fibromyalgia. A preliminary study, Clin Exp Rheumatol. 2017 May-Jun;35 Suppl 105(3):20-27

가 44% 감소, 섬유근육통 환자들의 삶의 질을 나타내는 FIQ 지수가 52% 개선되는 좋은 효과를 거두었다고 한다. 그러나 수면 장애 개선 효과는 관찰되지 않았다.[40]

은행(Gingko biloba) | 주로 은행잎 추출물을 여러 가지 제형으로 가공한 제품이 시장에서 판매되고 있는데, 터피노이드(terpenoids)와 플라보노이드(flavonoids) 성분이 주로 약효를 나타내는 유효 성분이다. 여러 연구 논문에 의하면 은행은 치매, 말초 혈관 질환, 중풍, 이명, 황반 퇴화로 인한 시력 감퇴, 자폐증, 혈액 순환 저하, 우울증, 현기증, 항암 치료 부작용 완화에 효과가 있다고 한다. 특히 은행은 혈관을 느슨하게 이완시켜 주고, 혈소판 응집을 감소시켜 줌으로써 뇌혈관과 말초 혈관의 혈액 순환 개선 효과가 뛰어나며, 해로운 자유 라디칼(free radical)을 제거해 주는 항산화 작용을 나타냄으로써 세포를 보호하는 작용을 갖고 있다. 한 연구에 의하면 매일 240㎎ 정도의 은행잎 추출물을 복용하는 것이 적당한 복용량이라고 권장한다.[41]

2002년 영국에서 있었던 한 연구에선 23명의 섬유근육통 환자들에게 매일 200㎎의 은행잎 추출물과 200㎎의 코엔자임큐텐을 12주

40 Mario D. et al, Can Coenzyme Q10 improve clinical and molecular parameters in Fibromyalgia? Antioxidants & Redox Signaling 2013

41 Margitta Dziwenka et al, Ginkgo biloba, Nutraceuticals, Efficacy, Safety and Toxicity, 2016, pp 681-691

동안 함께 복용하게 한 뒤에 결과를 보았더니, 환자의 64%가 증상이 호전되었고, 27%는 큰 변화가 없었고, 9%는 증상이 더 악화되었다고 평가하였다. 이런 결과에 대해 연구진들은 은행이 갖고 있는 혈액 순환 개선 효과와 코엔자임큐텐이 갖고 있는 근육 세포 회복 능력, 또한 두 가지 성분 모두가 지니고 있는 항산화작용이 섬유근육통 증상을 개선하는 데 도움을 주었다고 강조했다.[42]

마그네슘(Magnesium) | 마그네슘은 칼슘과 더불어 인체 근육의 수축과 이완에 매우 중요한 역할을 한다. 또한 마그네슘은 칼슘과 더불어 '항스트레스 미네랄'이라고 불릴 정도로 신경계통의 흥분을 진정시키는 데 꼭 필요한 영양소이고, 에너지 생성, 영양 대사, 신경 전달, 뼈와 치아 형성 유지에도 꼭 필요하다.[43]

44명의 섬유근육통 환자의 모발과 122명의 건강한 대조군의 모발 속 마그네슘, 칼슘, 철, 구리, 망간 성분을 비교해 보았더니 아래 자료에서 보여 주는 것처럼 섬유근육통 환자의 모발에서는 훨씬 적은 양의 무기질 성분들이 발견되었다고 한다.[44]

42 RE Lister, An Open, Pilot Study to Evaluate the Potential Benefits of Coenzyme Q10 Combined with Ginkgo Biloba extract in Fibromyalgia Syndrome, The Journal of International Medical Research 2002; 30: 195 - 199

43 칼슘만큼 소중한 마그네슘의 재발견, 정경인(약학정보원 학술팀장) 헬스조선, 2016년 11월

44 Kim YS et al, Women with fibromyalgia have lower levels of calcium, magnesium, iron and manganese in hair mineral analysis. J Korean Med Sci. 2011 Oct;26(10):1253-7

무기질 이름	섬유근육통 환자	건강한 대조군
마그네슘(magnesium)	52 μg/g ↓	72 μg/g
칼슘(calcium)	775 μg/g ↓	1,093 μg/g
철(iron)	5.9 μg/g ↓	7.1 μg/g
구리(copper)	28.3 μg/g ↓	40.2 μg/g
망간(manganese)	140 ng/g ↓	190 ng/g

다른 한 연구에선 60명의 섬유근육통 환자와 20명의 건강한 대조군을 비교했는데, 섬유근육통 환자들의 혈액 속 마그네슘 농도가 훨씬 낮았으며, 마그네슘 농도가 더 낮아질수록 섬유근육통 증상이 더 나빠지는 현상이 관찰되었다. 그리고 마그네슘 보충제를 복용했을 때 섬유근육통 증상이 전반적으로 개선되었다고 보고했다.[45]

마그네슘은 섬유근육통 환자들이 흔히 겪는 불면증에도 도움을 줄 수 있다. 65명의 노인들을 두 그룹으로 나눠 한 그룹엔 마그네슘 500㎎을 매일 복용하도록 하고, 다른 한 그룹엔 위약을 복용하도록 했다. 8주 뒤에 결과를 보았더니, 마그네슘을 복용한 그룹은 수면과 관련된 모든 부면에서 효과가 있었다고 한다.[46]

45 Bagis S. et al, Is magnesium citrate treatment effective on pain, clinical parameters and functional status in patients with fibromyalgia?, Rheumatol Int. 2013 Jan;33(1):167-72

46 Abbasi B. et al, The effect of magnesium supplementation on primary insomnia in elderly: A double-blind placebo-controlled clinical trial, J Res Med Sci. 2012 Dec;17(12):1161-9

비타민 D | 지용성 비타민으로서 칼슘의 체내 흡수를 도와주며 뼈의 형성에 칼슘과 더불어 중요한 역할을 한다. 태양광선이 피부에 닿으면 콜레스테롤을 사용해서 비타민 D가 만들어지므로, 매일 20분 이상 햇빛을 쬐면서 야외 활동을 하면 하루 필요한 비타민 D를 스스로 만들어 낼 수 있다. 그러므로 비타민 D를 따로 섭취하는 것보다는 바깥에서 햇볕을 쐬는 것이 더 효과적이다. 연구에 의하면 섬유근육통 환자들은 건강한 사람들에 비해 현저하게 낮은 수준의 비타민 D를 갖고 있다고 한다.[47 48]

비타민 D 복용은 만성 통증 환자의 통증을 줄여 주고, 섬유근육통 환자의 삶의 질을 높이는 데 효과적이라는 연구 결과가 있었다.[49 50] 피부에서 햇볕을 통해 충분한 비타민 D를 합성하기 위해선, 자외선 차단제 없이 매일 15분 이상(오전 10시-오후 2시 사이) 햇볕을 쬐어야 한다. 실내에서 주로 생활하는 주부, 직장인들은 햇볕을 통해 비타민 D를 충분히 만들어 내지 못한다. 이럴 경우엔 부득이하게 비타민 D 보충제를 복용하는 것이 바람직한데, 하루

47 Ellis et al, The role of vitamin D testing and replacement in fibromyalgia: a systematic literature review, BMC Rheumatol. 2018 Oct 5;2:28.

48 Makrani et al, Vitamin D and fibromyalgia: a meta-analysis, Korean J Pain. 2017 Oct;30(4):250-25

49 Yong WC et al, Effect of vitamin D supplementation in chronic widespread pain: a systematic review and meta-analysis, Clin Rheumatol. 2017 Dec;36(12):2825-2833

50 Dongru et al, Effects of Vitamin D Therapy on Quality of Life in Patients with Fibromyalgia, Eurasian J Med. 2017 Jun;49(2):113-117

800-1000 IU의 비타민 D를 섭취하는 것이 바람직하다. 지나치게 고용량의 비타민 D 복용은 부작용을 초래할 수 있으므로 주의할 필요가 있다.

비타민 B12 | 비타민 B12는 수용성 비타민으로서 우리 몸에 저장하지 못하기 때문에, 매일 복용해야 어느 정도 체내 농도를 유지할 수 있다. 비타민 B12는 주로 동물성 식품에 함유되어 있는데, 생선, 닭고기, 소고기, 계란, 우유 및 유제품, 조개, 참치, 연어, 간에 풍부하게 들어 있다.

비타민 B12는 섬유근육통 증상 가운데 한 가지인 우울증과 연관성이 발견되었는데, 우울증 환자의 혈액 속엔 비타민 B12가 결핍되어 있다는 많은 증거들이 발견되었다. 그러므로 비타민 B12을 매일 복용하는 것이 우울증을 개선하는 데 도움이 된다고 강조했다.[51 52]

51 Coppen A, Bolander-Gouaille C. Treatment of depression: time to consider folic acid and vitamin B12. J Psychopharmacol. 2005;19(1):59-65.

52 Tiemeier H, Van Tuijl HR, Hofman A, Meijer J, Kiliaan AJ, Breteler MM. Vitamin B12, folate, and homocysteine in depression: the Rotterdam Study. Am J Psychiatry. 2002;159(12):2099-2101

캡사이신(Capsaicin) 크림(연고)

캡사이신은 고추의 매운맛을 내는 성분인데, 신경 말단을 자극해서 통증을 일으키고, 몸에 열을 내 주면서 신진 대사를 활성화하는 작용을 한다. 이러한 캡사이신을 크림이나 연고 형태로 피부에 바를 수 있는데, 여러 가지 통증 질환들, 즉 관절염, 류마티스 통증, 신경통, 섬유근육통의 통증을 완화하는 효과가 있다.

한 연구에 의하면 141명의 만성 통증 환자에게 0.05% 캡사이신 함유 크림을 환부에 도포하게 하고, 140명의 대조군에겐 위약을 바르게 했다. 3주 뒤에 결과를 비교해 보니, 캡사이신 함유 크림을 바른 그룹에선 49%의 통증 감소 효과가 나타났고, 위약을 바른 대조군에선 23%의 통증 감소 효과를 나타냈다고 한다.[53]

캡사이신 크림(연고)을 바른 부위에 따가운 느낌, 화끈거리는 느낌은 캡사이신 성분의 고유 성질 때문에 나타나는 일시적인 증상이므로 크게 염려할 필요는 없지만, 캡사이신 크림(연고)이 묻은 손으로 눈을 비벼서 캡사이신 성분이 눈에 들어가지 않도록 주의할 필요가 있다.

53 Chrubasik S, Weiser W, Beime B. Effectiveness and safety of topical capsaicin cream in the treatment of chronic soft tissue pain. Phytother Res. 2010;24:1877-1885

섬유근육통 초기엔 일반 진통제를 복용하며
효과를 보았던 사람도 병이 장기화되면서
병원에서 마약성 진통제 복용을 권유받는다.
그렇지만 혹시 마약성 진통제에 너무 의존하게 되진 않을까,
마약 중독에 빠져 나중에 끊기 힘들진 않을까 하는
염려에 선뜻 결정 내리기가 쉽지 않다.

제3장

어떤 약을 처방받고 계십니까?

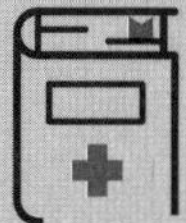

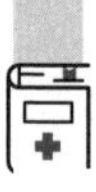

섬유근육통, 한의학에선 어떻게 보는가?

섬유근육통은 만성적인 전신 근육통과 경직, 만성 피로감을 주된 증상으로 한다. 만성적인 전신 근육통과 경직은 한의학에선 비증(痺症)으로 분류할 수 있다. 비증(痺症)은 풍한습사가 경락에 침입하여 기혈의 흐름을 방해하기 때문에 관절과 근육에 통증과 뻣뻣함을 일으키는 병을 일컫는데, 한의학의 고전이라 할 수 있는 [황제내경 소문(黃帝內經 素問)] 43편 비론편(痺論篇)에는 비증에 대한 자세한 설명이 나와 있다.

"風寒濕三氣雜至 合而爲痺也. 其風氣勝者 爲行痺,
寒氣勝者 爲痛痺, 濕氣勝者 爲著痺也."
"풍한습 세 가지 기운이 섞여서 이르고 모이면 비(痺)가 된다.
풍기가 심하면 행비(증상이 옮겨 다니는 비증)가 되고,

한기가 심하면 통비(통증이 있는 비증)가 되고,

습기가 심하면 착비(물에 젖은 솜처럼 무겁고 축 처지는 비증)가 된다."

"痛者 寒氣多也 有寒故痛也."

"아픈 것은 찬 기운이 많기 때문이며,

냉기가 있으므로 통증이 있게 된다."

또한 [소문(素問)] 33편 평열병론편(評熱病論篇)에선 풍한습 사기(邪氣)가 체내에서 왕성한 이유는 그 사람이 가진 기(氣)가 허하기 때문이라고 설명한다. "邪之所湊 其氣必虛", 즉 인체의 기가 부족해지면 외부에서 침투해 들어오는 나쁜 기운을 적절하게 방어하지 못하기 때문에 풍한습사가 쉽게 체내로 들어오게 되고, 체내로 들어온 나쁜 기운은 근육과 관절에 스며들게 되면서 통증과 뻣뻣함과 같은 증상을 일으키는 원인이 된다는 것이다.

통즉불통 불통즉통(痛則不通 不通則痛)

지금까지 살펴본 것처럼 [황제내경]에선 통증의 원인을 주로 외감(外感), 즉 외부적인 요인으로 보았다. 예를 들어, 차갑고 습한 곳에서 생활하거나, 바람을 많이 쐬는 곳에서 일을 하거나 하는 경우에 근육이나 관절에 외부의 나쁜 기운이 침입해서 통증을 일으킨다고 보았던 것이다. 그러나 허준의 [동의보감]에선 통증의 원인은 소통이 되지 않는 것이 주된 원인이라고 얘기하는데, 이는 외부에서 침입해 들어온 풍한습사뿐만 아니라 인체 내부의 어떤 이유 때문에 혈액 순환이 막힌다면 이것 역시 통증의 원인이 된다고 정의함으로써 통증이 발생하는 원인을 더 넓고 포괄적으로 규정하고 있다.

흥미롭게도 현대 과학에서도 혈액 순환 저하가 통증과 밀접한 관련이 있음을 실험을 통해서 알려 주고 있다. 예를 들어 통증이 있는 어깨와 통증이 없는 어깨에 동일한 강도의 운동을 시켰을 때, 통증이 없는 어깨 근육이 운동할 땐 혈액 순환이 증가된 반면에, 통증이 있는 어깨 근육엔 혈액 순환이 증가되지 않았다. 즉, 통증이 있는 근육엔 혈액 순환 능력도 저하되어 있었다는 연구 결과인데,[1] 혈액 순환이 저하되어 충분한 산소와 영양분을 공급받지 못한 근육에 통증이 발생한다는 이론은 [동의보감]에서 주장하는 통즉불통 불통즉통(痛則不通 不通則痛: 통증이 있다는 것은 소통이 되지 않기 때문이니, 소통이 되지 않으면 통증이 발생한다) 이론과 일맥상통한다고 볼 수 있다.

과거에 주거 환경과 노동 환경이 열악했던 시절엔 외부적인 요인 때문에, 즉 풍한습이 몸에 침입해서 경락의 흐름을 막아 통증을 일

1 Larsson et al, Chronic pain after soft-tissue injury of the cervical spine: trapezius muscle blood flow and electromyography at static loads and fatigue. Pain. 1994 May;57(2):173-80.

으키는 경우가 많았을 것으로 생각된다. 하지만 의식주를 포함한 모든 생활 수준이 높아진 오늘날 현대인들은 풍한습에 노출되는 경우보다는 오히려 스트레스, 운동 부족, 영양 과잉, 체질적 소인 같은 내부적인 요인들이 인체의 오장육부를 손상시킬 가능성이 더 많다. 특히 손상을 받은 장부가 혈액 순환과 관계되어 있는 곳일 경우엔 섬유근육통이 발병할 위험성이 높아진다. 그럼, 인체에서 혈액 순환과 관련 있는 장부는 무엇이고, 각각의 장부는 어떤 역할을 하는지 살펴보도록 하자.

심장 | 심장은 인체 혈액 순환의 가장 중심 역할을 하는 장기이다. 한의학에서도 심주혈맥 심행혈(心主血脈, 心行血)이라는 표현으로 심장이 혈액 순환에 가장 중심이 되는 장기임을 나타내고 있다.

폐 | 전신의 혈액이 인체를 순환하고 심장을 거쳐 폐로 이동하면, 폐에선 혈액에 녹아 있는 이산화탄소를 깨끗한 산소로 교환해 준 뒤에 다시 심장을 거쳐 온몸으로 혈액을 순환시킨다. 이렇게 폐는 심장과 함께 온몸에 혈액 순환을 통하여 풍부하게 산소를 공급해 주고, 신체 활동으로 발생한 이산화탄소를 배출해 주는 중요한 역할을 수행한다.

한의학에선 이런 폐의 역할을 폐가 산소 공급을 주관한다는 의미에서 폐주기(肺主氣), 인체의 모든 혈액이 폐에 모였다가 다시 온몸으로 흩어져 나간다는 의미에서 과거 모든 신하들이 임금님 앞에

조회를 위해 모였다가 각자 자기 일터로 흩어져 돌아가는 모습에 비유하여 폐조백맥(肺朝百脈)이라고 재미있게 표현했다. 이는 인체 모든 혈액이 반드시 폐에 모여서 가스 교환을 한 뒤에 다시 온몸으로 순환되는 원리를 비유적으로 표현한 것이다.

지금까지 살펴본 것처럼 심장과 폐는 공기 중의 산소를 체내로 흡수해서 신속하게 근육에 공급해 주고, 근육에서 배출된 이산화탄소는 체외로 배출해 주는 중요한 일을 위해 함께 협조한다. 만약 심폐 기능이 저하되게 되면 근육은 충분한 산소를 공급받지 못하게 되고, 이로 인해 근육은 통증 및 피로감을 느끼게 된다. 이런 증상이 개선되지 않고 장기화되면 만성 근육통과 만성 피로를 주 증상으로 하는 섬유근육통으로 발전될 수 있다.

흥미롭게도 섬유근육통 환자들의 폐 기능이 정상인에 비해 저하되어 있다는 연구 결과가 있었다. 45명의 섬유근육통 환자와 45명의 건강한 대조군의 자율신경계 검사 설문지, 폐 용적, 가스 교환 능력을 조사해서 비교하였다. 그 결과 두 그룹 간에 폐 용적에는 차이가 없었다. 그러나 섬유근육통 환자 그룹은 자율신경계 검사에서 교감 신경이 항진되어 있는 것으로 나타났고, 폐 기능과 관련된 모든 항목(일산화탄소 전달 인자, 일산화탄소 확산 능력, 폐포 말초 혈관 용적, 폐 말초 혈관 용적)에서 저하되어 있는 것으로 드러났다. 특히 가스 교환이 저하되는 이유는 폐포의 말초 혈관 용적이 저하되

어 있기 때문이라고 논문에선 설명한다.[2]

비 | 한의학에서 비는 비장(spleen)이 아니라 췌장(pancreas)을 의미하는데, 췌장은 위장을 도와서 음식을 소화시키는 작용뿐만 아니라 혈당을 조절해 주는 인슐린을 생산하기도 한다.

한의학에서 비는 소화 작용뿐만 아니라 혈액의 움직임을 통제하는 작용(비통혈脾統血)을 한다고 본다. 즉, 오장육부에 혈액 부족으로 인한 증상이 나타났을 때 비는 혈액이 부족한 곳으로 혈액 순환을 증가시켜서 충분한 혈액이 공급되도록 도와주며, 반대로 혈액이 지나치게 집중되어 정체된 곳이나, 출혈이 되어 혈액이 빠져나가고 있는 곳엔 혈액 공급을 줄여 줌으로써 출혈과 울혈을 막는 역할을 수행한다. 이렇게 비는 혈액의 흐름을 조화롭게 만들어 줌으로써 인체가 항상성을 유지할 수 있도록 돕는 역할을 한다.[3]

비주운화(脾主運化)는 비가 음식 소화를 돕고, 소화된 영양분으로부터 몸에 필요한 수곡정미(水穀精米)를 흡수해서 기혈(氣血)을 만들어 내는 역할을 한다는 뜻이다. 비는 이렇게 흡수한 영양분을 전신으로 순환시켜 사지기육(四肢肌肉)에 필요한 영양과 에너지를 공급하는 역할을 한다(脾主四肢肌肉).

2 Rizzi M. et al, Impaired lung transfer factor in fibromyalgia syndrome. Clinical and Experimental Rheumatology [01 Mar 2016, 34(2 Suppl 96):S114-9]

3 비통혈(脾統血)의 개념과 기전에 관한 고찰, 김종현, 대한한의학원전학회지 29권2호 2016.5, 165-176

그러므로 비(脾)가 제 기능을 발휘하지 못할 경우엔 근육에서 필요로 하는 충분한 영양분과 에너지를 공급해 주지 못함으로써 섬유근육통의 주증상인 만성 근육 통증 및 만성 피로감을 발생시킬 수 있다.

간 | 간은 인체를 위해 여러 가지 복잡한 일을 수행하는데, 혈액 속에 있는 독성 물질을 해독해 주고, 영양 물질을 보관하고, 수명이 다한 혈구를 재활용 처리해 주며, 담즙을 생산해서 소화를 돕는 작용을 한다.

한의학에서 간은 혈액을 저장하는 기능(간장혈肝藏血)을 한다고 본다. [소문(素問)] 오장생성론편(五臟生成論)에서는 "故人臥血歸於肝, 肝受血而能視, 足受血而能步, 掌受血而能握, 指受血而能攝"이라 하여 "사람이 잠자려고 누우면 혈액이 간으로 돌아가고, (일어나 활동하면) 간이 혈액을 받아서 보게 되고, 발이 혈액을 받아서 걷게 되고, 손이 혈액을 받아서 손을 오므릴 수 있게 되고, 손가락이 혈액을 받아서 손을 쥘 수 있게 된다."고 하였다. 즉, 밤에 잠을 잘 때는 혈액의 일부가 간에 저장되지만, 잠에서 깨어나서 활동을 다시 시작하면 간은 혈액을 전신에 공급하여 생리 활동을 수행하도록 돕는 역할을 한다.

혈액을 저장했다가 순환시키는 일, 소화 효소를 분비하는 간의 작용을 간주소설(肝主疏泄)이라고 하는데, 이는 몰려 있는 것을 흩어주고, 막혀 있는 것을 내려보내는 간의 역할을 설명한 것이다. 그런데 이런 간의 소설 기능은 정신적인 스트레스에 매우 취약한데, 정신적인 스트레스로 인해 간의 간주소설(肝主疏泄) 기능이 저하되면 간에 모였던 혈액이 온몸으로 원활하게 순환되지 못하고 혈액이 간에 정체되기 시작하면서 간기울결(肝氣鬱結) 증상이 시작된다.

간기울결이 발생하면, 정신적으로 우울한 감정이 나타나고 가슴이 두근거리며 쉽게 화를 낸다. 또한 상복부와 옆구리가 답답하거나 아픈 증상이 나타날 수 있고, 여성의 경우엔 생리 불순이 발생할 수 있다. 간기울결(肝氣鬱結)이 낫지 않으면 간화상염(肝火上炎)으로 발전할 수 있는데, 두통(머리가 팽창하는 듯한)과 어지럼증, 입과 목이 마르고, 눈이 충혈되며, 이명이 올 수 있고, 얼굴이 벌겋게 달아오르며, 변비와 같은 증상들이 간기울결 증상에 더해서 나타날 수 있다.

또한 간은 담즙 같은 소화 효소를 분비해서 소화 작용을 촉진해주는 작용을 하기 때문에 간기울결이 발생할 경우 위장, 비장의 활동에도 나쁜 영향을 미쳐서 소화불량, 상복부 통증, 식욕 부진 같은 소화기 계통의 증상을 유발할 수 있다.

많은 사람들이 심한 정신적인 스트레스나 외상 후 스트레스증후군(PTSD)을 겪은 이후에 섬유근육통 증상이 시작되었다고 얘기한다. 인체가 심한 정신적 스트레스를 받게 되면, 몸의 혈액이 간에 정체되기 시작하면서 간기울결을 일으켜 몸의 전체적인 혈액 순환이 저하되는데, 특히 말초 혈관이 많이 분포되어 있는 손, 발, 피부, 근육에 두드러지게 혈액 순환이 저하된다. 혈액 공급이 악화되면서 충분한 산소와 영양분을 공급받지 못하게 된 근육은 통증을 일으키기 시작하고, 이런 현상이 장기간 지속되면 만성적인 전신 근육통을 특징으로 하는 섬유근육통이 발병하게 될 수 있다.

한의학과 섬유근육통

지금까지 살펴본 것처럼 한의학에선 섬유근육통이라는 구체적인 병명에 대해 언급하고 있진 않지만(섬유근육통이란 병명은 서양의학에서도 1990년이 되어서야 등장했음), 근육이나 관절 통증은 풍한습 혹은 인체 내부 장기의 기능 저하 때문에 근육이나 관절에 충분한 혈액이 공급되지 못하면서 발생한다고 보았다. 통증을 바라보는 이러한 한의학적인 관점은 섬유근육통을 이해하고 치료하는 데 큰 장점을 지닌다.

기존 서양의학의 치료는 통증의 원인을 찾아서 치료하는 것이 아니라, 통증이라는 증상을 없애기 위해 통증과의 전쟁을 치른다. 환자가 통증을 줄이기 위해 진통제, 항경련제, 항우울제, 마약성 진통제를 복용하는 동안, 통증을 일으키는 원인은 점점 더 깊어지고 만성화되는 악순환에 빠져들게 된다. 통증과의 전쟁은 우리가 절대 이길 수 없는 싸움이다. 진통제를 복용해도 효과가 없다는 걸 알면서도 어쩔 수 없이 진통제에 의존하게 되는데, 통증이 발생하는 근본 원인을 알아낼 길이 없으니 진통제 외에는 다른 치료 방법이 없기 때문이다.

한의학에서는 통증을 싸워서 없애야 될 적으로 규정하지 않는다. 통증이란 인체 내부에서 혈액 순환이 잘 통하지 못하고, 막히게 되면서 발생하는 경고 신호로 인식한다(痛則不通 不通則痛). 그러므로 그 불통의 원인을 찾아서 소통시켜 주면, 통증은 저절로 사라진다고 보았던 것이다.

지혜로운 의사는 섬유근육통 환자를 진찰할 때, 통증이 있는 부위뿐만 아니라 환자의 몸 상태 전체를 자세하게 살펴야 하는데, 특히 환자의 정신적인 부분까지도 세심하게 고려해야 한다. 발병 전에 있었던 사건이나 사고, 가정사에 대해 주의 깊게 듣고 세심하게 진찰을 하다 보면, 섬유근육통이 발생하기 이전에 환자에게 어떤 정신적 · 육체적 · 환경적인 변화가 있었는지를 알게 되고, 그런 변화들이 환자의 장부 기능과 혈액 순환에 어떻게 부정적인 영향을 주었는지를 검토하면 섬유근육통 발병과의 인과 관계를 추정해 볼 수 있게 된다.

모든 환자들은 각기 다른 발병 동기를 갖고 있다. 그러므로 각각의 발병 원인을 찾아서 치료해 줌으로써 전신 근육에 혈액이 다시 원활하게 공급되고, 막혔던 곳의 순환이 모두 뚫리게 되면 통증은 저절로 사라지게 된다. 이렇게 발병 원인이 근본적으로 치료되어 사라진 통증은 쉽게 재발되지 않는다. 이것이 바로 한의학이 섬유근육통 치료에서 뛰어난 효과를 나타내는 이유이다.

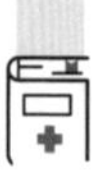

섬유근육통 치료 양약에 대한 고찰

진통제 과잉 처방의 시대

서양 의학에서는 통증 그 자체를 하나의 질병으로 생각한다. 어떤 병균이 체내로 들어와서 감염을 일으키면 항생제를 사용해서 그 병균을 없애는 것처럼, 환자가 통증을 호소하면 소염 진통제를 처방하여 통증을 없애 주는 것이 의사의 의무라고 생각한다. 미국이나 캐나다의 경우 많은 의사들이 진통제 남용의 위험성을 잘 알고 있지만, 환자들에게 진통제를 처방하지 않을 수가 없다. 왜냐면 환자의 통증을 알고 있으면서도 진통제를 주지 않는 것은 마치 환자가 고혈압과 당뇨병을 앓고 있는 것을 알고 있으면서도 혈압약과 당뇨약을 주지 않는 것과 같다고 여기기 때문이다.

진통제 처방을 거부한 의사는 환자로부터 소송을 당할 수도 있다. 북미에선 발목 인대가 늘어난 가벼운 부상을 당했을 때도, 환자가 통증을 느낀다고 호소하면 의사로부터 소염진통제를 처방받게 되고, 일반 진통제가 효과가 없을 경우에 마약 진통제까지도 처방받을 수 있다. 물론 의사가 환자를 고통에서 벗어나도록 돕는 것이 당연한 일이지만, 요즘처럼 과도하게 소염 진통제, 마약성 진통제, 항우울제, 항경련제 등을 남용하여 통증을 공격적으로 없애는 풍조가 두드러지게 나타나기 시작한 것은 불과 수십 년밖에 되지 않았다.

미국에서는 1990년대 이전에도 진통제를 사용해서 통증을 없애는 치료 방법이 존재해 왔지만, 1990년대 후반 마약성 진통제를 생산하던 제약 회사로부터 전폭적인 재정 지원을 받았던 미국 통증 협회(The American Pain Society), 미국 통증 의학회(The American Academy of Pain Medicine) 같은 조직들이 왕성한 활동을 통해 통증 치료에 대한 경각심을 높이기 시작하면서 진통제 과잉 처방의 시대가 시작되었다.[1]

1 미국 통증 협회(The American Pain Society), 미국 통증 의학회(The American Academy of Pain Medicine) 같은 단체들은 진통제를 생산하는 제약 회사로부터 많은 돈과 특혜를 지원받았기 때문에 제약 회사들의 "전위 조직"으로 불린다. 특히 마약성 진통제를 생산하는 제약 회사들의 재정 지원을 많이 받았는데, 예를 들어 미국 통증 재단(The American Pain Foundation)은 2010년에만 펀딩 받은 자금의 90%를 제약 회사와 의료 기구 회사로부터 받았다. 그 대가로 마약성 진통제의 위험성은 의도적으로 숨기고 효과는 과장한 정보를 제공해 왔고, 이런 혐의로 2012년 미국 상원으로부터 조사를 받았고, 결국 문을 닫았다. 미국 통증 협회(The American Pain Society)의 경우에도 마약성 진통제를 생산하는 제약회사와의 불법적인 밀착 관계로 인한 소송 때문에 2019년 7월 파산을 선언하고 문을 닫았다. 퍼듀 제약, 존슨 앤 존슨을 비롯한 마약성 진통제를 생산하는 제약 회사들은 여러 의학 관련 단체들에 자금을 지원하고 그 단체의 직원들을 제약 회사의 자문 위원으로 임명하는 특혜를 주었다. 그 대가로 의학 단체들은 마약성 진통제에 대한 왜곡된 정보를 의사와 환자들에게 제공함으로써 사실상 제약 회사의 마케팅을 도와주었다.

그들은 통증을 혈압, 맥박수, 호흡수, 체온에 이은 “5번째 활력 징후(vital sign)”로 보고 환자가 의사를 방문할 때마다 통증을 측정하도록 정부에 압력을 넣었다. 그들의 이런 노력은 환자의 통증을 줄여 주는 것이 중요한 의무라는 인식을 의사들이 받아들이게 하였고, 결국 마약성 진통제를 말기 암 환자가 아닌 일반 통증 환자에게도 처방할 수 있게 법과 제도를 바꿈으로써 오늘날 미국이 겪고 있는 오피오이드 위기를 불러오게 하였다.

통증은 어떻게 측정하는가?

통증은 혈액 검사나 영상의학과 검사를 통해서 객관적으로 측정할 수 있는 지표가 없기 때문에, 환자가 직접 표현하는 주관적인 기준으로 통증의 심각성을 측정하게 된다.

통증을 측정하기 위해 임상에서 가장 많이 사용하는 방법이 시각 통증 점수(VAS score)이다. 통증이 전혀 없는 경우를 0, 생각할 수 있는 가장 극심한 통증을 10으로 가정했을 때 환자가 현재 느끼는 통증을 스스로 평가하게 하는 방법이다. 만약 오늘 환자가 느끼는 통증이 8이었는데 일주일 뒤에 4로 느꼈다면, 환자가 느끼는 통증이 50% 감소했다라고 통증을 평가한다. 의사가 만성 통증 환자의 통증을 치료할 때 목표는 통증 수치를 0으로 줄여 주는 것이지만, 현실적으로 쉽지 않은 일이기 때문에 대략 2-3 정도까지라도 유지하도록 하는 것이 현실적인 목표가 될 수 있다.

섬유근육통 환자들은 진통을 위해서 다양한 종류의 양약을 처방받는데, 그 약들에 대해 종류별로 살펴보도록 하자.

진통제(Analgesics)

소염 진통제로 많이 사용되는 이부프로펜(Ibuprofen), 아스피린(Aspirin), 나프록센(Naproxen) 등이 속해 있는 비스테로이드성 소염제(NSAIDS) 계열 약이 있고, 해열 진통제인 아세타미노펜(Acetaminophen), 항우울제(antidepressants), 항경련제(anticonvulsants), 마약 종류 약들(narcotics) 등이 섬유근육통 환자들의 통증을 완화시키기 위해 주로 처방되는 약들이다.

비스테로이드성 소염제(NSAIDS)

인체의 모든 조직은 세포벽에 아라키돈산(arachidonic acid)이라는 지방산을 지니고 있다. 만약 세포벽에 손상이 발생하면 아라키돈산이 손상된 세포벽으로부터 흘러나오는데, 이때 두 가지 종류의 COX(cyclooxygenase) 효소가 아라키돈산을 변화시켜 프로스타글란딘(prostaglandin)이라는 강력한 염증성 물질을 만들어 낸다. 이렇게 만들어진 프로스타글란딘은 통증 신경 말단을 자극해서 통증을 일으키고, 혈관벽을 느슨하게 확장시켜 주어 혈액이 더 빨리 순환되도록 촉진해 주며, 백혈구들이 혈액에서 조직 속으로 쉽게 스며들어오도록 도와준다. 프로스타글란딘의 활동은 상처 부위에 통증, 발적, 열감, 부종 같은 염증을 일으킨다.

비스테로이드성 소염제는 COX-1, COX-2 효소의 작용을 방해해 아라키돈산으로부터 프로스타글란딘이 생성되는 과정을 차단한다. 이 결과로 프로스타글란딘 생산량은 줄어들게 되고, 그에 따른 통증, 염증 반응도 대폭 감소하게 된다. 우리가 아스피린, 이부프로펜(Advil, Motrin), 나프록센(Aleve) 같은 소염진통제를 먹고 난 뒤에, 통증이 줄어들고 붓기와 열기가 가라앉는 이유는 바로 이 약들이 프로스타글란딘 생성을 억제했기 때문이다.

아세타미노펜(Acetaminophen)

우리가 주변에서 흔히 접할 수 있는 타이레놀, 펜잘, 게보린, 암씨롱, 사리돈 등이 아세타미노펜 계열의 진통제이다. 주된 작용은 COX-2 효소를 억제해서 프로스타글란딘 생성을 줄여 줌으로써 진통 작용을 나타낸다. 아세타미노펜은 해열 작용도 나타내는데 어떤 기전을 거쳐 해열 작용을 발휘하는지는 아직 연구 중이다. 간 독성이 있어서 간에 손상을 일으키는 부작용이 있다.

진통제 복용이 섬유근육통 치료를 위한 올바른 선택인가?

우리가 쉽게 구입할 수 있는 비스테로이드성 소염제, 아세타미노펜 계열의 진통제들은 프로스타글란딘 생성을 억제해서 통증과 염증을 없애는 작용을 나타내는데, 이런 진통제 복용이 섬유근육통 치료를 위한 올바른 선택인가 하는 중요한 질문에 대해 고려해 보도록 하자.

우리 몸의 모든 세포들이 세포막에 아라키돈산을 보유하고 있는 이유는 무엇인가? 이런 비유를 생각해 보자. 우리가 범죄와 도둑이 들끓는 동네에 살고 있다고 생각해 보자. 아마도 우리는 안전을 위해서 집에 보안 시스템을 설치할 것이다. 모든 창문, 문, 유리창에 감지 장치를 설치해서, 누군가 한밤중에 문을 열거나 유리창을 깨고 집 안으로 침입하려고 하면, 이를 감지해서 요란한 사이렌 소리를 울리고 보안업체에 신고해서 보안요원이나 경찰관이 출동해 도둑을 제압할 수 있는 시스템을 갖추길 원할 것이다. 이런 정교한 보안 시스템은 우리가 한밤중에 곤한 잠에 빠져 있을 때 도둑의 침입으로부터 우리 자신과 가족을 안전하게 보호해 준다.

혹시 손발을 자세히 관찰하다가 처음 보는 흉터를 발견한 적이 있는가? '여길 다쳤던 기억이 전혀 없는데, 이 흉터가 여기에 왜 있지?' 하면서 신기해한 적이 있을 수 있다. 음악을 들으면서 혹은 어떤 생각에 골똘히 빠져서 걷다가 책상 모서리에 부딪쳤을 수도 있고, 날카로운 나뭇가지에 긁혔을 수도 있겠다. 그 충격으로 피부에 상처가 났으나 우리의 정신이 다른 곳에 집중되어 있어서 어디를 부딪쳤는지 미처 알아차리지 못했지만, 감사하게도 우리 몸에는 내가 의식하지 못하는 상황에서도 스스로를 보호하는 안전장치를 갖추고 있다. 그것도 단순하게 위험을 알려 주는 경보 장치를 넘어서 손상된 부위를 원상태로 복구해 주는 기능까지 갖추고 있다.

그럼 길을 걷다가 나도 모르게 부딪히거나 긁혀서 상처를 입은 피부 세포에서는 어떤 일이 벌어진 걸까? 손상된 세포벽으로부터 아라키돈산이 주변 조직으로 흘러나오고, 이 물질에 COX-1, COX-2 효소가 작용하여 프로스타글란딘을 생성하게 되고, 프로스타글란딘은 통증, 염증 반응을 일으킨다. 인체는 통증, 염증이라는 자연 치유 과정을 거치면서 파괴된 조직을 청소하고, 대체할 수 있는 새로운 조직을 만들어 재건함으로써 나도 모르게 감쪽같이 손상된 조직을 복구해 놓은 것이다.

모든 세포들이 세포벽에 아라키돈산을 지니고 있는 목적은 언제 어느 곳에서든 세포가 손상되었을 때 즉시 통증, 염증 반응을 일으켜서 손상된 조직을 보호하고 복구할 수 있게 하기 위해서이다. 그런데 만약 세포가 손상을 입어 아라키돈산이 주변 조직으로 스며 나왔는데, 막상 COX-1, COX-2 효소가 없어서 프로스타글란딘을 만들어 내지 못한다면 어떤 일이 벌어질까? 실제 이런 상황을 유도했을 때 어떤 결과가 나타나는지 살펴본 실험이 있었다.

상처 회복을 방해하는 비스테로이드성 소염제(NSAIDs)

COX-2 효소를 만들어 내지 못하도록 미리 유전자 조작된 실험용 마우스를 관찰해 보니 프로스타글란딘 생성이 줄어들었고, 혈소판이 응고되면서 형성된 혈전 때문에 혈압이 높아졌다고 한다. 또한 강력한 혈관 확장제인 산화질소(nitric oxide)가 줄어들고, 반면에 혈관을 긴장시키는 ET(endothelin 1) 같은 물질이 증가되었다고 한다.[2] 이 연구에서 우리가 주목할 점은 COX-2 효소가 부족하면 프로스타글란딘 생성이 줄어들었고, 프로스타글란딘이 감소되면서 여러 가지 부작용이 나타났다는 점이다.

위 실험처럼 비스테로이드성 소염제들은 COX-2 효소의 작용을 억제하고, 그 결과로 프로스타글란딘 생성을 줄여서 통증과 염증 반응을 감소시키고, 혈관을 수축시켜 혈액 순환을 방해하고, 혈소판이 응고되어 혈전을 만들게 한다. 이런 비스테로이드성 소염제들이 갖고 있는 부작용 때문에 2015년 9월에 미국 FDA는 중풍이나 심혈관 질환이 있는 사람들은 비스테로이드성 소염제 복용을 조심해야 한다고 경고하였다.[3]

미국 FDA는 단지 혈액 순환 저하와 혈전이 형성되는 부작용에 대해서만 경고하였다. 하지만 우리는 비스테로이드성 소염제가 프로스타글란딘 생성을 줄여서 인체의 자연 치유 과정을 방해함으로써 뼈, 근육, 건, 인대에 발생한 상처 회복이 지연되고 심지어 불완전 치유에 이르게 될 수 있는 위험성에 대해 주목해야 한다. 비스테로이드성 소염제(NSAIDs)가 상처 회복을 어느 정도로 심각하게 방해하는지 몇 가지 구체적인 연구들을 소개한다.

뼈가 골절되었을 때 회복되는 과정에선 손상된 뼈를 제거해 주는

2 Ying Yu et al, Vascular COX-2 Modulates Blood Pressure and Thrombosis in Mice, Science Translational Medicine, May 2012

3 FDA Strengthens Warning of Heart Attack and Stroke Risk for Non-Steroidal Anti-Inflammatory Drugs, consumer updates 2015/9/6

파골세포(osteoclasts)와 새로운 뼈를 형성해 주는 골아세포(osteoblasts)가 관여하는데, 프로스타글란딘은 이 과정에서 매우 중요한 역할을 수행한다. 첫째로 프로스타글란딘은 파골세포의 숫자와 활동을 증가시켜 주어 손상된 뼈의 흡수를 돕는다. 둘째로 골아세포 생성을 촉진하므로 새로운 뼈의 생성을 촉진한다. 셋째로 혈관을 확장하고, 새로운 혈관을 생성해 손상된 부위에 더 많은 혈액이 공급되도록 도와준다.

이런 역할을 수행하는 프로스타글란딘 생성을 늘리기 위해서 손상된 조직엔 COX-2 효소도 증가된다. 그런데 NSAIDs는 COX-2 효소를 도리어 억제함으로써 프로스타글란딘 생성을 감소시켜서 골절된 뼈의 회복을 지연시킨다.[4] 스테로이드 제제도 NSAIDs와 마찬가지로 COX-2 효소와 프로스타글란딘을 감소시킴으로써 뼈의 회복을 지연시키는 위험성을 갖고 있다.

다른 한 연구에선 NSAIDs의 한 종류인 쎄레브렉스(celecoxib)와 인도메타신(indomethacin)이 손상된 건(tendon) 회복에 어떤 영향을 미치는지 조사하였다. 쎄레브렉스는 COX-2 효소를 억제해서 프로스타글란딘 생성을 줄여 줌으로써 통증을 감소시킬 목적으로 개발된 약이다. 인도메타신은 COX-1, COX-2 두 가지 효소를 모두 억제하는 약인데, 이 약이 속한 그룹엔 아스피린, 이부프로펜,

4 Katrina Vuolteenaho, Non-Steroidal Anti-Inflammatory Drugs, Cyclooxygenase-2 and the Bone Healing Process, Basic & Clinical Pharmacology & Toxicology, 102, 10-14

나프록센(Advil, Motrin, Alev) 등 많은 약들이 속한다.

연구자들은 180마리의 실험용 쥐들의 어깨 회전 근개(rotator cuff tendon)를 수술을 통해 손상을 준 뒤에, 수술 후 14일 동안 60마리의 쥐에겐 쎄레브렉스를, 또 다른 60마리의 쥐에겐 인도메타신을 먹였고, 나머지 60마리에겐 아무런 약도 먹이지 않았다. 실험 결과 NSAIDs를 먹인 두 그룹의 쥐에선 현저하게 회복이 더디게 나타났고, 그 가운데 5마리 쥐들은(쎄레브렉스 4마리, 인도메타신 1마리) 상처가 전혀 회복하지 못했다. 모든 데이터를 검토한 뒤 이 논문의 저자는 NSAIDs는 손상된 건의 회복을 현저하게 방해한다는 결론을 내렸다.[5]

혈관 생성(Angiogenesis)은 새로운 말초 혈관을 만드는 일인데, 상처 입은 조직에 원활하게 산소와 영양분 공급을 하기 위해 새로운 혈액 공급 루트를 만들어 줌으로써 빠른 상처 회복을 돕기 위해 필수적인 요소이다. 그런데 모든 종류의 NSAIDs 약들이 COX-1, COX-2 효소의 작용을 방해해서 혈관 생성을 억제하고, 그 결과로 상처의 회복을 지연시킨다는 연구가 있다.[6]

수술로 다리뼈를 골절시킨 실험용 쥐들에게 NSAIDs 약을 투여

5 Cohen DB et al, Indomethacin and celecoxib impair rotator cuff tendon-to-bone healing, Am J Sports Med. 2006 Mar;34(3):362-9

6 Jones MK, Inhibition of angiogenesis by nonsteroidal anti-inflammatory drugs: insight into mechanisms and implications for cancer growth and uncer healing, Nat Med 1999 Dec:5(12):1418-23

해서 COX-2 효소의 작용을 방해했을 때, 골절된 뼈의 회복이 심각하게 지연되었다는 연구가 있다. 반면에 COX-2의 작용이 억제되어 골 생성이 멈춰져 있는 골수 세포 배양액에 프로스타글란딘을 투여했더니 뼈의 형성을 완벽하게 회복시킬 수 있었다는 흥미로운 연구 결과가 있었다.[7]

위에서 살펴본 것처럼 NSAIDs는 프로스타글란딘 생성을 억제하고, 혈액 순환을 방해하고, 새로운 혈관 생성을 억제함으로써 손상된 조직이 회복되는 것을 방해한다. 반대로 프로스타글란딘을 상처에 투여했을 때 오히려 손상된 뼈의 재생을 완벽하게 회복시킬 수 있었다고 한다.

이렇게 NSAIDs는 상처 회복 능력을 감소시킬 뿐만 아니라, 통증을 만성화시키는 부작용도 있다. 한 연구에 의하면, 51,000여 명을 대상으로 진통제 복용과 만성 두통 발생과의 관계를 조사해 보았더니, 진통제를 과다 복용하는 사람들에게 만성 두통이 발생할 확률이 진통제를 복용하지 않는 사람들보다 무려 7배 이상 높다는 결과가 있었다.[8]

진통제는 통증을 없애려고 노력하지만, 우리 몸은 도리어 신경을 더욱 예민하고 효율적으로 움직이도록 업그레이드하기 때문에

7 Zhang X, Cyclooxygenase-2 regulates mesenchymal cell differentiation into the osteoblast lineage and is critically involved in bone repair, J Clin Invest. 2002 Jun;109(11):1405-15

8 Zwart JA, Analgesic overuse among subjects with headache, neck, and low-back pain, Neurology 2004 May 11;62(9):1540-4

통증은 쉽게 억제되지 않는다. 통증 시스템은 어떤 방해를 만나더라도 원래의 기능을 유지하도록 설계되어 있기 때문이다. 그러므로 우리가 더 강한 진통제를 먹으면 먹을수록 인체는 더욱더 강한 통증을 일으키게 된다. 결국 진통제 복용은 급성 통증을 만성으로 만드는 가장 중요한 원인 중의 하나가 된다.

중독 위험이 높은 마약성 진통제(Opioids)

우리 인체는 통증을 발생시키는 시스템을 지니고 있지만, 반대로 통증을 억제해 주는 시스템도 갖고 있다. 우리 뇌에서는 예를 들면 엔도르핀(endorphins)이라는 아편과 유사한 물질인 내인성 아편 펩타이드(endogenous opioid peptide)를 스스로 만들어 내는데, 이 물질은 중추신경과 말초신경, 위장관에 분포되어 있는 아편 수용체(opioid receptor)에 결합하여 통증을 감소시켜 주고 쾌감을 느끼게 해 주는 역할을 한다. 과학자들은 엔도르핀과 비슷한 효과를 나타내는 물질을 양귀비에서 분리해서 진통제로 사용하기 시작했다.

아편에서 추출한 천연 물질에는 모르핀(morphine), 코데인(codeine)이 있고, 반 합성 물질엔 헤로인(heroine), 옥시코돈(oxycodone), 하이드로코돈(hydrocodone)이 있고, 완전 합성 물질엔 메타돈(methadone), 펜타닐(fentanyl)이 있다. 이런 마약성 진통제들은 피부에 붙이는 패치를 통해서 혹은 경구용 약으로 위장관을 통해서 일단 혈액 속으로 흡수되면, 뇌, 척수, 말초 신경에 분포되어 있는 아편 수용체와 결합하게 되어 통증을 줄여 준다. 또한 뇌에 있는 보상센터(the reward center)를 자극해서 쾌감을 느끼게 해 준다.

마약성 진통제는 빠르고 강력한 진통 효과를 갖고 있지만, 반면에 투약했을 때 느낄 수 있는 황홀한 경험 때문에 쉽게 마약 중독에 빠져들게 만든다. 이런 중독 위험 외에도 원래 갖고 있던 통증보다 더 심각한 통증을 유발하는 부작용을 나타낼 수 있다.

⊕ 마약성 진통제의 약제 내성

마약성 진통제가 지닌 약제 내성에 대한 흥미로운 연구가 있는데, 마약성 진통제의 한 가지 종류인 레미펜타닐(remifentanil)을 일정한 속도로 주사제로 투여했을 때, 그 마취 효과는 60분에서 90분 사이에 최고치를 기록한 뒤에 감소하기 시작해서 3시간 뒤엔 그 효과가 4분의 1로 감소한다는 보고가 있다.[9]

이렇게 마약성 진통제를 투여했을 때 처음엔 약효가 매우 좋게 느껴지지만, 점점 시간이 지나면서 똑같은 용량을 투여해도 예전 같은 효과를 느끼지 못하게 되고 약효를 얻기 위해 더 많은 용량을 찾게 되는 악순환이 시작된다. 이렇게 약제에 대한 내성이 커지는 이유에 대해 전문가들은 약효 자체의 문제가 아니라, 내가 느끼는 통증이 점점 커지기 때문이라고 설명한다.

9 Vinik HR et al, Rapid development of tolerance to analgesia during remifentanil infusion in humans, Anesth Analg. 1998 Jun;86(6):1307-11

⊕ 아편 진통제가 초래하는 통각과민(Opioids Induced Hyperalgesia)

실험용 마우스에게 모르핀을 계속 주입해 주는 미니 펌프를 몸에 이식한 뒤에 시간이 흐르면서 나타나는 변화를 관찰했더니, 모르핀이 계속 주입되고 있는 상황임에도 불구하고 심한 통증과 이질통이 나타났다고 한다.[10] 그러면 통증을 줄이기 위해 투약한 마약성 진통제가 도리어 통증을 심하게 유발하는 이유는 무엇인가?

마약성 진통제는 혈액 속으로 흡수된 뒤에 혈액을 따라 순환하다가, 중추 신경이나 말초 신경에 있는 아편 수용체를 만나 결합하면서 통증을 억제하는 효과를 나타낸다. 그런데 활성화된 아편 수용체는 통증 억제 효과를 나타낼 뿐만 아니라 다른 한편으론 통증을 증가시키는 반대 작용을 동시에 일으킨다. 마약성 진통제에 의해 활성화된 아편 수용체는 단백질 키나아제 C (PKC)를 통해서 NMDA 수용체를 자극함으로써 더 큰 통증을 유발한다.

마약성 진통제가 더 큰 통증을 유발하는 또 다른 이유는 우리 몸의 중추 신경계에서 마약성 진통제의 진통 효과를 감소시키는 신경펩티드(neuropeptides)를 분비하기 때문인데, 더 많은 마약성 진통제를 투여하면 투여할수록 더 많은 통증 유발 물질을 분비하게 됨으

10 이질통은 일반적으로 통증을 일으키지 않을 정도의 가벼운 자극에도 심한 통증을 느낀다. 예를 들면 가벼운 바람이 피부를 스치기만 해도 고통을 느끼게 하는 증상이다.
Todd Vanderah et al, Tonic Descending Facilitation from the Rostral Ventromedial Medulla Mediates Opioid-Induced Abnormal Pain and Antinociceptive Tolerance, Journal of Neuroscience 1 January 2001, 21 (1) 279-286

로써 결국엔 마약성 진통제의 진통 효과를 무력화시킬 뿐만 아니라 더 심한 통증을 불러오게 된다.[11]

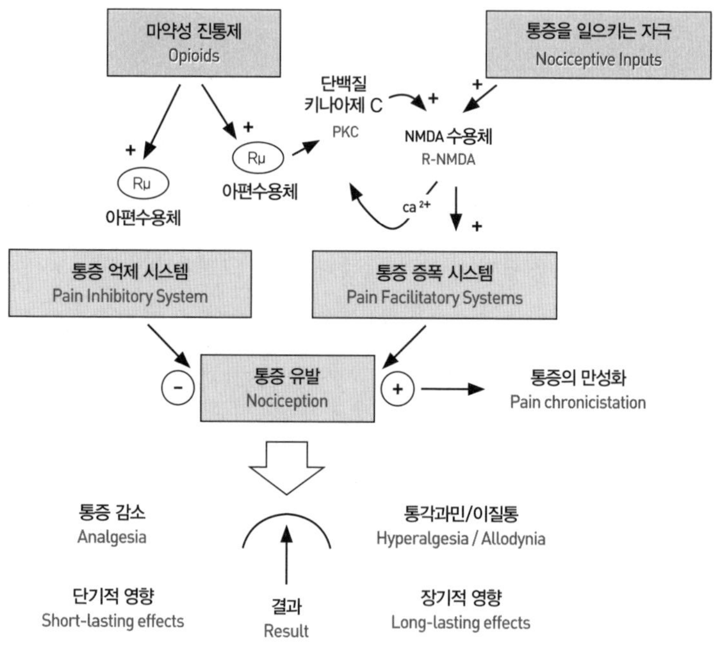

[Opioid-induced hyperalgesia: abnormal or normal pain Neuroreport. 2003 Jan 20]

11 Guy Simonnet et al, Opioid-induced hyperalgesia: abnormal or normal pain?, Neuroreport. 2003 Jan 20;14(1):1-7

인체가 지속적이고 반복적인 통증 자극을 받게 되면, 인체는 그 자극에 둔감해지고 무감각해지는 것이 아니라, 말초 신경, 중추 신경, 뇌를 포함한 모든 신경계의 기능과 구조를 바꾸는 희생을 감수하더라도 통증을 계속 유지하려고 한다. 이런 기조는 통증을 줄이기 위해 인체 스스로 분비하는 엔도르핀뿐만 아니라, 외부에서 들어오는 마약성 진통제에도 적용된다. 인체는 이런 물질에 대항해서 더욱 강한 통증을 유지함으로써, 사실상 마약성 진통제의 작용을 무력화시킨다. 이는 통증을 없애려는 어떠한 시도에도 생명 유지라는 중요한 역할을 통증이 계속 수행할 수 있도록 인체가 설계되었기 때문이다.

항경련제(Antiepileptic drugs)의 작용 원리

항경련제는 원래 뇌전증(간질) 치료를 목적으로 개발된 약물이다. 뇌전증으로 인해 뇌신경이 발작을 일으키면서 몸에 경련을 일으킬 때, 항경련제는 신경의 급격한 활동을 억제함으로써 경련을 진정시킬 목적으로 사용되는 약물이다. 항경련제는 신경의 급격한 발작을 억제하기 위해서 신경전달물질을 조절하거나 Na과 Ca 이온이 세포막 안팎으로 드나드는 데 사용되는 통로인 나트륨-칼슘 채널을 조절하는 방법을 사용한다.

카바마제핀(carbamazepine), 가바펜틴(gabapentin, 뉴론틴) 같은 항경련제는 나트륨 이온(Na^{+})이 나트륨 채널을 통해 신경세포 안으로 들어와서 세포 내부를 (+)전위로 변화시켜 신경을 흥분시키지 않도록 막아 준다.

또한 프레가발린(pregabalin, 리리카)은 칼슘이온(Ca^{2+})이 세포막에 있는 칼슘 채널을 통과해서 신경 세포 안으로 들어와 신경을 흥분시키는 물질인 글루타민산염(glutamate) 분비를 촉진하는 일련의 과정을 칼슘 채널을 막아 줌으로써 억제하는 효과를 나타낸다. 카바마제핀(carbamazepine)은 신경을 억제해 주는 물질인 GABA 생성을 촉진해 줌으로써 신경의 과도한 흥분을 억제해 준다.[12]

신경의 지나친 흥분과 활동을 억제하는 항경련제의 약효를 통증을 억제하는 데 활용하는데, 특히 섬유근육통 환자들의 통증 치료에 항경련제를 사용한다. 그중에 프레가발린(리리카)이 통증을 감소시키는 효과가 있다는 연구 결과가 있었다. 프레가발린은 원래 간질, 당뇨병성 신경병증, 대상포진 통증에 사용되던 약인데, 진통효과 때문에 2007년 6월 미국 FDA에서 최초의 섬유근육통 치료약물로서 승인을 받게 된다.[13]

항경련제의 주된 약리 작용은 신경 세포의 과민성을 줄이는 것인데, 이 과정에서 정상적인 신경세포의 작용을 감소시켜서 인지 기능에 나쁜 영향을 준다고 한다. 인지 기능이란 생각하는 능력, 즉 지각 · 기억 · 학습 · 주의 · 경계 · 이해 · 해석하는 모든 정신 활동

12 Morris Maizels et al, Antidepressants and Antiepileptic Drugs for Chronic Non-Cancer Pain, American Family Physician; Feb., 2005 Vol.71,#3

13 Philip J. Wiffen et al, Antiepileptic drugs for neuropathic pain and fibromyalgia - an overview of Cochrane reviews, Overview Version published: 11 November 2013

을 얘기한다. 쉽게 말하면, 항경련제가 생각하는 기능을 저하시킬 수 있다는 얘기다. 그러나 어떤 약이 어떻게 영향을 주는지에 대한 연구는 아직 확실한 결론에 이르지는 못한 상태이며, 새롭게 개발된 항경련제의 부작용에 대해서도 아직 연구 자료가 미흡한 실정이다.[14]

미국 FDA의 항경련제 '자살 위험' 경고[15]

2009년 11개의 항경련제와 관련해서 미국 FDA가 경고를 주었고 약품에 '자살 위험' 경고문을 부착하도록 조치했다.

FDA의 경고는 2008년 실시된 항경련제와 자살과의 연구 결과에 따른 것이다. 임상 연구는 27,863명의 항경련제 복용 환자와 16,029명의 위약 그룹으로 나누어 실시됐는데, 항경련제를 복용한 그룹에서 105건, 위약을 복용한 그룹에서 35건 자살 충동 행동을 보였다. 이 결과를 바탕으로 FDA는 "11종의 항경련제(Antiepileptics)를 사용할 때 자살 충동이 있을 수 있다."며 의사들에게 처방에 주의해 줄 것을 당부했으며, 이번에 두 번째로 '자살 위험' 경고문 부착명령을 내렸다.

FDA가 경고문을 부탁하도록 결정한 약물은 다음과 같다.

14 이상암, 인지 기능에 미치는 새로운 항간질약의 효과, 대한간질학회지 2004;8(1):18-25

15 헬스코리아뉴스 2009.1.4 기사 요약

1. Carbamazepine(Carbatrol, Equetro, Tegretol)

2. Felbamate(Felbatol)

3. Gabapentin(Neurontin)

4. Lamotrigine(Lamictal)

5. Levetiracetam(Keppra)

6. Oxcarbazepine(Trileptal)

7. Pregabalin(Lyrica)

8. Tiagabine(Gabitril)

9. Topiramate(Topamax)

10. Valproate(Depakote, Depakene, Depacon)

11. Zonisamide(Zonegran)

항경련제 복용 시 골절·골다공증 위험성 증가

호주 멜버른대학 의대의 존 D. 와크 박사 연구팀은 미국 신경의학회(AAN)가 발간하는 학술저널 [신경의학지] 온라인판에 게재한 보고서에서 "항경련제 복용 – 골절, 골다공증 위험성 4배 증가, 골다공증 진단율도 4배 이상 높게 나타나 요주의"라며 항경련제복용의 위험성을 지적했다.

이 보고서의 제목은 '항경련제를 지속적으로 복용한 환자들에게 나타난 낙상 및 골절 발생의 상관관계'였는데, 와크 박사팀은 왕립 멜버른병원을 찾아 항경련제를 처방받았던 환자 150명과 비복용군 506명을 비교 분석하는 조사 연구를 진행했다. 조사대상자들은 연령이 15세 이상이었으며, 항경련제 복용 기간은 최소한 3개월이었다.

그 결과 항경련제 복용 그룹은 비복용 그룹과 비교했을 때 척추 골절 발생률이 3.92배, 쇄골 골절 발생률이 3.75배, 발목 골절 발생률이 2.34배 높게 나타났다. 이와 함께 골다공증 발생률은 항경련제 복용 그룹이 4.62배나 높게 나타났으며, 낙상 사고 발생률 역시 2.64배 높은 수치를 보였다.

와크 박사는 "항경련제를 복용 중인 환자들은 골절 위험성이 증가하는데 특히 여성 항경련제 복용환자들의 경우 오랜 기간 복용할 때 골절 위험성이 더욱 커지기 때문에 위험성에 대한 인식 제고가 절실해 보인다."고 결론지었다.[16]

지금까지 항경련제와 관련된 몇 가지 부작용에 대해 살펴보았다. 만약 독자가 심한 뇌전증(간질)을 앓고 있어서 정상적인 생활이 어려운 상태이고, 대체할 수 있는 다른 치료 방법이 없다면, 이런 모든 위험을 감수하더라도 항경련제를 복용해야 할 것이다. 그러나 만약 독자가 섬유근육통 치료를 위해서 항경련제 복용을 고려하고 있다면 매우 신중해야 할 필요가 있다. 항경련제는 섬유근육통을 근본적으로 치료해 주는 약이 아니다. 그렇다면 단지 증상을 완

16 약업신문 2012.7.3 기사 요약

화해 주는 효과를 얻기 위해서 심각한 부작용을 감수해야 할 만큼 항경련제 복용이 가치 있는 일일까?

항우울제(Antidepressants)의 실체

많은 의사들은 우울증이 뇌에서 발생하는 화학물질의 불균형 때문이라고 생각한다. 그런데 일부 과학자들은 우울증의 원인을 화학 물질의 불균형 특히 낮은 세로토닌 탓으로 돌리는 것은 매우 잘못되고, 비과학적인 주장이라고 얘기한다.[17]

많은 섬유근육통 환자들이 통증 완화와 우울증 치료를 위해서 항우울제를 복용하고 있다. 따라서 우리는 항우울제가 지닌 효과와 부작용에 대해 깊게 알아볼 필요가 있다.

우리의 뇌엔 1,000억 개 정도의 신경 세포(뉴런)이 있다고 추정되는데, 각각의 뉴런은 10,000개 이상 다른 신경 세포와 연결(시냅스)되어 있다고 한다.[18] 결국 뇌 속에는 1,000조 개 이상의 신경 연결(시냅스)이 존재하는데, 시냅스 안에서는 신경 세포끼리 직접 연결되어 있지 않고, 어느 정도 거리를 유지하며 떨어져 있다. 떨어져 있는 두 신경 사이를 수백 가지 종류의 신경 전달 물질(neurotransmitters)과 호르몬, 나트륨 이온, 칼륨 이온이 이동하면서

17 Lost Connections; uncovering the real causes of depression and the unexpected solutions, Johann Hari, Bloomsbury

18 Suzana H., The Human Brain in Numbers: A Linearly Scaled-up Primate Brain, Front Hum Neurosci. 2009; 3: 31

신경 신호를 주고받는다.

현대 과학은 시냅스에서 신경 세포끼리 어떤 방식으로 신호를 주고받는지에 대해 어느 정도 밝혀내긴 했지만, 1,000억 개의 뇌세포들과 1,000조개의 시냅스, 수백 가지의 물질들이 어떻게 조화롭게 뇌의 복잡한 기능을 수행하는지는 아직 미지의 세계로 남겨져있다. 더욱이 뇌가 어떻게 우울증이나 불안 장애 같은 감정을 발생시키는지에 대해서도 아직까지 알려진 정보가 거의 없다.

이런 제한된 지식에도 불구하고, 정신과 의사들은 우울증의 원인은 신경계 내부에서 발생하는 생화학물질의 불균형 때문에 초래된다고 주장해 왔고, 이런 불균형을 바로잡기 위해 화학약품인 항우울제를 처방해 왔다. 그럼 이런 정신과 의사들의 치료는 정확한 사실에 근거한 것인가?

과학자들이 우울증의 원인과 치료 방법을 밝혀내기 위해선 우울증을 앓고 있는 환자의 뇌를 직접 연구해야 된다. 그러나 오늘날엔 윤리적 · 법적 제한 때문에 사람의 뇌에 해를 끼칠 수 있는 연구가 금지되어 있다. 예를 들어 살아 있는 사람의 뇌에 어떤 약물을 주입하거나 검사 장치를 이식하는 일이 허락되지 않는다. 만약에 과학자들이 우울증 환자의 뇌를 직접 연구할 수 있도록 허용되더라도, 아직까지 현대 과학은 시냅스 차원에서 생화학물질의 농도가 어느 정도인지 측정할 수 있는 정교한 기술을 갖고 있지 못하다.

우울증 환자의 뇌에서 생화학물질의 불균형이 어떻게 발생하는지에 대한 연구가 이뤄져야 함에도 불구하고, 실제로 우울증 연구의 대부분은 건강한 동물의 뇌에서 이뤄진다. 그런데 동물에겐 우울증이 없을 뿐만 아니라, 만약 우울증이 있더라도 이를 측정하고 평가할 수 있는 방법이 없다.

결국 정신과 의사들이 주장하는 이론, 즉 우울증은 뇌에서 발생한 생화학 물질의 불균형 때문이라는 주장은 근거가 희박한 이론이며, 추정일 뿐이다. 그러므로 그 이론을 근거로 처방되는 항우울제 역시 약이 어떻게 효과를 발휘하는지 구체적으로 설명하지 못한다. 그렇다면 확실한 근거도 없이 어떻게 많은 종류의 항우울제들이 FDA의 승인을 받아서 시중에서 판매되고 있는가? 이 질문에 대한 답을 찾기 위해 새로운 약물에 대한 FDA 승인 절차를 살펴보기로 하자.

새로운 정신과 약이 FDA 허가 절차를 통과하기 위해선, 첫째 건강한 동물을 대상으로 약물 실험을 하게 된다. 동물에게 새로운 약물을 투여했을 때 식욕 감소, 체중 감소, 활동이 활발해지는 모습이 관찰되면 이 약물은 "자극제(stimulants)" 또는 "항우울제(antidepressants)" 후보 약물로 분류된다. 만약 새로운 약물이 실험동물을 진정시키고, 활동을 둔화시키고, 잠을 자도록 만드는 현상이 관찰되면 새롭게 개발된 약물은 "수면제(sleeping pills)" 또는 "진정제(tranquilizers)" 후보 약물로 분류된다.

동물 실험을 거치면서 뽑힌 약들은 두 번째 단계로 건강한 사람들에게 투여되는데, 이 과정에서 약물 안전성과 적정 복용량 등이 평가된다. 이런 과정을 거친 뒤에 우울증, 불안증, 불면증을 진단받은 환자들을 대상으로 하는 임상 실험을 시작하게 된다. 결국 FDA의 승인 절차는 특정 약물이 건강한 동물, 건강한 사람, 정신 질환을 앓고 있는 사람들에게 "동일한" 효과를 나타내는지를 차례대로 확인해 보는 절차일 뿐이다.

예를 들어 항불안제로 분류되는 자낙스(Xanax), 아티반(Ativan), 클로노핀(Klonopin) 같은 약물들은 건강한 동물, 건강한 사람 그리고 불안증을 앓고 있는 사람들 모두에게 동일하게 진정 작용을 나타내고, 복용량을 늘리면 수면 유도 효과, 심지어 혼수상태까지 이르게 할 수 있고, 기억 상실 같은 부작용까지도 모두 동일하게 나타난다. 새로운 정신과 약물이 개발되고 승인되는 과정을 살펴보면, 이 약물들이 우울증, 불안증의 원인을 근본적으로 치료하는 약물이 아니라, 단지 증상을 일시적으로 개선하기 위한 약이라는 것을 알 수 있다.

항우울제의 효과

여러 연구에서는 우울증 약효의 약 80%가량은 플라시보(위약) 효과이고, 나머지 20%의 효과는 적극적 플라시보 효과(Active Placebo effect)에서 온다고 얘기한다. 적극적 플라시보 효과란 현재 복용하고 있는 약에 대해 좋게 평가한 잡지 기사나 책을 본 환자들이 이 약은 자신을 건강하게 만들어 줄 수 있는 좋은 약이라는 신념을 갖게 될 때 얻게 되는 효과이다. 결국 우울증 약물의 효과 대부분은 플라시보 효과에서 온다는 얘기이다.

재미있는 경험담이 한 가지 있다. 미국 브라운 대학교의 정신과 의사 월터 브라운은 초기 · 중기 우울증에 위약을 처방하는 치료법을 추천했는데, 환자들에게 "이 약엔 실제 약효 성분은 들어 있지 않지만, 여러 경우에 효과가 있습니다."라고 얘기하고 약을 주었음에도 불구하고 실제로 효과가 있었다고 한다.[19]

2002년에 어빙 커쉬(Irving Kirsch)가 이끄는 코네티컷 대학 연구팀은 1987년부터 1999년 사이에 프로작(Prozac), 팍실(Paxil), 졸로프트(Zoloft), 이펙소(Effexor), 세르존(Serzone), 셀렉사(Celexa)와 관련하여 FDA에 제출된 약물 효과에 대한 기록을 분석한 결과, 이 약물들이 약효가 있다는 아무런 증거를 발견하지 못했는데, 플라시보 이상의 효과는 무시할 만할 정도로 미미했다고 알려 준다. 즉, 우울증 약은 효과가 없기 때문에 제약 회사가 FDA에 제출한 자료에서조차도 약물이 효과적이라는 증거를 제시하지 못했다는 것이다.

2006년에 조안 몬크리프(Joanna Moncrieff)와 커쉬(Kirsch)는 선택적 세로토닌 재흡수 억제제(SSRIs) 약물인 프로작(Prozac), 졸로프트(Zoloft), 팍실(Paxil)에 대한 효과를 분석해서 영국 의학 저널(British Medical Journal)에 기고했는데, 그들은 이 논문에서 "이 약물들은 플라시보 효과와 비교할 때 임상적으로 의미 있게 더 나은 효과를 갖고 있지 않다."는 결론을 내렸다. 즉, 이 약제들은 플라시보 효과

19 [Placebo Nation] Article written by JOHN HORGAN MARCH 21, 1999 New York Times

보다 더 나을 게 없다는 연구 결과였다.

항우울제가 우리 뇌에서 일으키는 부작용

우울증 약이 뇌에 침투해서 작용을 시작하면, 뇌는 항우울제가 나타내는 해로운 영향으로부터 뇌를 보호하기 위해 보상 작용을 시작하는데, 이때 뇌에서 일어나는 변화들이 뇌신경에 손상을 줄 수 있다.

예를 들어 프로작(Prozac), 리탈린(Ritalin), 자낙스(Xanax)는 시냅스에서 세로토닌(serotonin)이 제거되는 것을 방해함으로써 많은 세로토닌(serotonin)이 시냅스 내부에 계속 남아 있도록 하는 작용을 하는데, 이런 약의 작용에 대한 반작용으로 우리의 뇌는 세로토닌이 시냅스 내부에서 과잉 상태가 되는 것을 막기 위해 세로토닌 수용체 숫자를 줄여 줌으로써 늘어난 세로토닌 때문에 과도하게 신경 전달이 활성화되는 것을 막아 준다. 이때 실제로 세로토닌 수용체가 사라지거나 죽게 된다. 또한 약물의 작용으로부터 뇌를 보호하기 위해 뇌는 스스로 세로토닌 분비를 줄이게 된다. 이렇게 약물의 작용에 반대해서 우리 뇌는 스스로를 보호하기 위한 보상 작용을 하게 되는데, 이 과정에서 뇌의 정상적인 기능이 손상될 수 있다. 이렇게 손상된 뇌는 약물 복용을 중단하더라도 즉시 원래의 기능을 되찾기 어렵고, 때로는 그 후유증이 영구적으로 남는 경우도 있다.

프로작(Prozac) 같은 선택적 세로토닌 재흡수 억제제(SSRIs) 종류의 약들은 각성제인 암페타민, 마약인 메스암페타민과 비슷한 약효를 나타낸다. 한편으론 인공적인 편안함과 에너지를 느끼게 해 주지만, 다른 한편으론 불안감, 초조함, 불면증을 일으킬 뿐만 아니라, 약을 중단할 경우에 우울증에 급속히 빠져들게 하며 자살 충동과 자살 시도를 일으킬 수 있다.

미국 FDA가 항우울제의 위험성을 경고하다

2004년 3월 22일에 미국 FDA에선 [성인과 어린이 항우울제 복용 시 주의 사항]을 발표하였는데, 그 내용은 다음과 같다. "항우울제는 불안, 초조, 공황발작, 불면, 과민성, 공격성, 충동성향, 정좌불능증, 가벼운 조증, 조증과 관련이 있다고 알려져 있다." 이 발표는 FDA에서 항우울제가 불안증에서부터 심지어는 조증까지 일으킬 수 있는 위험성을 갖고 있다고 역사상 처음으로 인정한 것이었다.

그리고 10개월 뒤인 2005년 1월 26일에 FDA는 항우울제 복용이 [어린이와 청소년들의 자살 위험성]에 미치는 영향에 대한 경고문을 발표했는데, 그 경고에는 이런 내용이 담겨 있다. "우울증과 정신 질환을 앓고 있는 어린이와 청소년들을 대상으로 한 단기간 연구 결과, 항우울제 복용은 자살에 대한 충동 및 자살 시도의 위험성을 증가시켰다."

또한 FDA는 항우울제를 복용하는 청소년을 둔 부모들을 위해 [항우울제를 복용하는 어린이와 청소년들이 주의해야 할 점]이라는 특별 소책자를 발행했는데, 그 책에선 '(1) 자살과 죽음에 대한 생각, (2) 자살 시도, (3) 새롭거나 더 악화된 우울증, (4) 새롭거나 더 악화된 불안증, (5) 초조하고 불안한 느낌, (6) 공황 발작, (7) 잠들기 어려움(불면증), (8) 새롭거나 더 악화된 과민성(예민해짐), (9) 공격적 행동(화를 내거나 폭력적이 됨), (10) 위험한 충동에 따라 행동, (11) 말과 행동이 극단적으로 증가함, (12) 평소에 하지 않던 행동을 함'과 같은 항우울제의 12가지 부작용들에 대해 경고하고 있다.

항불안제의 위험성

불안증, 공황 발작 치료와 수면제로서 벤조디아제핀 종류의 약물들이 많이 처방되는데, 대표적인 약들로는 아티반(로라제팜), 바리움(디아제팜), 자낙스(알프라졸람) 등이 있다.

벤조디아제핀(Benzodiazepine) 종류의 약물들은 심각한 금단 증상을 일으킨다. 특히 자낙스(Xanax) 같은 약은 1-2주일만 복용해도 심각한 중독 증상과 금단 증상을 일으키므로, 나중에 약을 중단할 때 급하게 약을 끊게 되면 심각한 문제를 일으킬 수도 있다.

벤조디아제핀 종류의 약물들은 뇌기능을 억제하는 작용을 함으로써, 마치 술을 마셨을 때 경험할 수 있는 것처럼 긴장과 불안감이 줄고, 일시적으로 마음이 편안해질 뿐만 아니라 수면을 유도해 준다. 그러나 생각하거나 기억하는 정신 활동에 손상을 줄 수 있다.

실제 벤조디아제핀 계열의 약물을 장기간 복용한 환자군이 많은 영역의 사고 능력에서 심각한 손상이 발견되었다고 한다. 논문에서는 이런 약물의 장기 복용이 뇌기능에 영구적인 손상 혹은 완전 회복되는 데 6개월 이상이 필요한 심각한 손상을 일으킬 수 있다는 결론을 내렸다.[20]

우울증과 불안 장애에 대처하는 올바른 태도

섬유근육통 환자들의 50% 정도가 앓고 있다는 우울증과 불안 장애는 어떻게 치료하는 것이 바람직할까? 또한 고통스런 감정과 근심, 걱정이 생겼을 때 우린 어떻게 대처해야 할까?

우리에게 감정적인 고통과 혼란이 왔을 때, 이를 정신적 · 감정적으로 성장할 수 있는 기회로 삼을 수 있다. 그렇게 하기 위해서 우린 약물에 취해 있는 것이 아니라, 감정과 정신이 온전히 살아 있는 상태로 유지해야 한다. 고통스런 감정을 약물로 없애려 하지 말고, 지금 느껴지는 고통스런 감정을 기꺼이 받아들여서, 나 스스로를 이해하고 변화하고 성장시키는 계기로 삼아야 된다.

이번 기회에 마음속에 자리 잡고 있는 가장 아프고 상처 입기 쉬운 감정을 이해하고 잘 다독여서 올바르게 변화하도록 도와줄 수 있다면, 내적으로 크게 성장할 수 있을 뿐만 아니라 앞으로 인생을 살면서 겪게 될 수많은 정신적 · 감정적 고통을 이겨 낼 수 있는 자신감도 얻게 될 것이다. 이렇게 스스로에 대한 확신을 되찾게 되

20 Barker MJ et al, Cognitive effects of long-term benzodiazepine use: a meta-analysis, CNS Drugs. 2004;18(1):37-48.

면, 위기 이전보다 더 강해진 자신을 발견하게 된다.

우리 모두는 누군가의 도움을 필요로 한다. 우리의 고통스런 감정을 들어 주고, 위로해 주고, 이겨 내도록 도와줄 수 있는 사람들이 필요하다. 가족, 친구, 심리 상담사, 의사가 그 역할을 해 줄 수 있다.

또한 우리 모두는 우리의 삶을 이끌어 줄 가치, 원칙, 이상이 필요하다. 그러므로 우리에게 우울증이나 불안 장애가 찾아왔을 때, 약물에 취해 있을 것이 아니라, 맑은 정신으로 자신의 삶을 돌아보고 자신의 인생행로를 다시 한 번 바로잡을 수 있는 기회로 삼기 위해 노력해야 한다.[21]

수면제의 위험성

수면제의 한가지인 졸피뎀(Zolpidem)은 벤조디아제핀 종류의 약물들과 마찬가지로 여러 가지 부작용을 일으킬 수 있는데, 두통, 어지럼증, 기억력 손상, 졸음, 환각, 악몽, 여러 가지 감각 이상, 이상하고 위험한 행동, 약물 의존성이다. 수년 전에 [SBS 그것이 알고 싶다]에선 졸피뎀이 배우 최진실 씨와 동생 최진영 씨의 자살과 깊은 연관 관계가 있다고 주장하고, 졸피뎀을 복용했던 사람들이 반수면 상태에서 이상하고 위험한 행동뿐만 아니라 자살을 시도

21 Your drug may be your problem: How and why to stop taking psychiatric medications, Peter R. Breggin pp. 238-243

했다는 여러 사람들의 증언을 방송했다.[22] [23]

스테로이드 주사의 부작용

무릎 관절이나 대퇴부 관절 통증이 심할 때 병원에서 맞게 되는 스테로이드 주사(일명: 뼈 주사)가 빠르게 뼈와 관절을 약하게 만들어서, 조기에 무릎 인공 관절이나 고관절 인공 관절 대체 수술을 받을 정도로까지 악화시킬 수 있다는 연구 결과가 나왔다.

미국 보스턴 의대 연구팀이 무릎 관절염 또는 고관절염 때문에 스테로이드 주사를 1-3회 시술받은 환자 459명의 자료를 분석한 결과 이 같은 사실이 밝혀졌다. 이들 중 26명(6%)은 주사 후 관절염의 진행 속도가 빨라졌고, 특히 3명에게는 골 손실과 함께 급속한 관절 파괴가 나타났으며, 4명은 고관절에 스트레스 골절이 발생하고 3명은 골 조직이 "죽는" 골 괴사가 나타났다. 이러한 합병증은 스테로이드 주사 후 평균 7개월 사이에 나타났다.

무릎 관절염 환자들을 대상으로 2년에 걸쳐 진행한 임상시험 결과, 스테로이드를 반복적으로 주사한 환자들은 위약(식염수)을 주사한 환자들에 비해 통증 완화 효과는 없으면서 무릎 연골 손실은 빠른 속도로 진행되었다.

22 SBS 그것이 알고 싶다 1040회 악마의 속삭임 - 연쇄 사망 사건의 범인은 누구인가(2016년7월16일 방영)

23 Your drug may be your problem; how and why to stop taking psychiatric medications, Peter R. Breggin and David Cohen, Lifelong books

연구에 참여했던 게르마지 박사는 "조기에 무릎이나 고관절 수술을 받아야 될 만큼 관절을 망가뜨리고, 골절을 일으킬 수 있는 (스테로이드 주사의) 위험성에 대해 대부분의 의사들은 환자들에게 경고하지 않습니다. 이런 정보들은 환자들에게 관절 스테로이드 주사를 놓기 전에 반드시 알려 주고 (치료에 대한) 동의를 받아야 됩니다."라고 경고했다.[24] [25]

24 연합뉴스 2019/10/16 "관절염 스테로이드 주사: 의외로 위험 크다" 기사 참조

25 The Telegraph 2019/10/16 by Laura Donnelly, Health Editor "Cortisone injections for hip and knee pain are more dangerous than was thought"

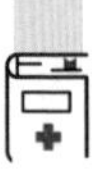

불안 장애와 우울증 극복하기

우리가 느끼는 감정(우울, 걱정, 근심, 실망, 불안, 분노, 두려움, 슬픔, 미움, 행복, 기쁨, 사랑)은 어떻게 생기는가? 예를 들어, 어느 화창한 봄날 아침에 직장 입구에 들어서는데 저쪽에서 동료가 다가오고 있다. 미소를 지으며 동료에게 "안녕하세요?"라고 인사를 건넨다. 그런데 동료는 무표정한 얼굴을 하고, 아무런 대꾸도 없이 스치듯 지나가 버린다. "저 사람 왜 저러지?"라고 생각하며 무덤덤하게 내 자리로 가서 앉는다. 그런데 한동안 곰곰이 생각해 보니 동료가 점점 괘씸하게 느껴진다. "자기가 아무리 입사 선배라고 해도 그렇지, 내가 자기보다 세 살이나 많은데, 나를 이렇게 무시해도 되는 거야? 점심시간에 만나면 다시는 나를 얕보지 못하도록 버릇을 고쳐 줘야겠어."

우리 주변에서 흔히 일어날 수 있는 이런 예를 통해 이해할 수 있듯이 어떤 사건이 벌어졌을 때, 우리의 인지 능력(생각)은 그 상황을 해석하고 각각의 사건에 의미를 부여한다. 만약 우리의 인지 능력(생각)이 그 상황을 해석하고 의미를 부여하는 일을 하지 않는다면, 마음속엔 아무런 감정도 일어나지 않는다. 감정이 발생하지 않으면 그에 따른 행동도 일어나지 않는다.

그러나 우리가 일어난 사건을 해석해 보고 그 사건에 의미를 부여하는 순간, 우리 마음엔 감정(우울 · 걱정 · 근심 · 실망 · 불안 · 분노 · 두려움 · 슬픔 · 미움 · 행복 · 기쁨 · 사랑)이 출현하고, 감정이 고조되면 그에 따른 행동으로 옮기게 된다. 즉, 우리 마음속 감정을 만들어내는 것은 외부에서 발생한 사건이 아니라, 바로 그 사건을 평가하는 우리의 생각이다.

그러므로 우리가 어떤 생각을 갖고 있느냐가 매우 중요한데, 빨간 선글라스를 쓰면 사물이 빨갛게 보이고, 노란색 선글라스를 쓰면 노랗게 보이는 것처럼 우리가 긍정적인 생각을 갖고 있으면 긍정적인 감정이 만들어지고, 부정적인 생각을 지니고 있으면 부정적인 감정이 만들어질 확률이 높아진다.

똑같은 섬유근육통을 앓고 있더라도, 우리가 그 병에 대해 어떻게 생각하느냐에 따라 완전히 다른 감정을 갖게 될 수 있는데 예를 들어 섬유근육통을 원인과 치료법이 알려지지 않은 난치병이라고 생각한다면, 우리는 불안감 · 걱정 · 근심 · 두려움 같은 부정적인 감정에 매몰될 수 있다. 반면에 섬유근육통은 치료할 수 있는 질병이라는 긍정적인 생각을 갖게 되면, 우리는 안정감 · 희망 · 기쁨 같은 긍정적인 감정을 다시 되찾을 수 있다. 결국 우리가 생각하는 방식을 바꾸면, 우리는 우리 마음속에 떠오르는 감정을 바꿀 수 있는 것이다. 그러므로 우울증과 불안증을 극복하는 첫걸음은 우리가 갖고 있는 왜곡되고 비현실적이고 부정적인 생각을 올바르고 현실적이고 긍정적인 생각으로 바꿔 주는 것이다.

불안 장애나 우울증을 이겨 내는 데 도움을 받고자 한다면, 꼭 읽어 보길 권하고 싶은 책이 있다. 정신과 의사이자 스탠포드 대학교 정신과 교수인 데이비드 번스가 지은 [필링 굿](Feeling Good: The new mood therapy)이다. 인지 행동 치료(Cognitive-Behavioral Therapy) 분야에서 탁월한 업적을 남긴 저자는 인지 행동 치료를 일반인들도 쉽게 이해하고 일상생활에서 스스로 적용할 수 있도록 돕기 위해 이 책을 출판해서 미국에서 2백만 부가 넘는 베스트셀러를 기록했다. 실제로 이 책을 읽은 많은 우울증 환자들의 증상이 호전되었다는 연구 결과가 있는데, 미국 알라바마 대학교 스코진 박사의 연구에 의하면, 이 책을 읽은 환자들은 가장 좋은 우울증 약으로 치료를 받거나 여러 차례의 정신과 상담을 받았을 때 나타나는 효과만큼이나 좋은 치료 효과를 거두었다고 보고했다.[1]

스코진 박사 연구팀은 60세 이상의 우울증 환자들을 세 그룹으로 나눈 뒤에 한 그룹엔 데이비드 번스의 [필링 굿]을 주면서 4주 동안

1 Scogin, F. et al, Bibliotherapy for depressed older adults: A self-help alternative, The Gerontologist, 27, 1987, 383-87

읽도록 하였고, 또 다른 한 그룹엔 심리학과 관계없는 일반 책을 주고 같은 기간 동안 읽게 하였으며, 나머지 한 그룹엔 아무 책도 주지 않고 아무 일도 지시하지 않았다. 연구 시작 전과 후에 모든 환자들에게 우울증 검사를 실시했는데, [필링 굿]을 읽은 그룹에서 우울증이 놀랍게 개선된 결과를 보여 주었고, 다른 두 그룹에선 별다른 변화가 없었다고 한다.

데이비드 번스의 저서 [필링 굿]을 읽으면서 우울증이 개선되는 효과가 나타나는 이유는 무엇일까? 그것은 [필링 굿]이 우리가 살면서 경험하는 사건과 생각과 감정이 어떻게 서로 작용하는지를 가르쳐 줌으로써 우리 스스로 구부러진 생각을 올바로 고치면 그동안 왜곡된 생각 때문에 발생했던 우울한 감정이나 과도한 걱정, 근심이 긍정적인 감정으로 바뀐다는 사실을 직접 경험할 수 있도록 도와주기 때문이다.

불안 장애(Anxiety Disorder)

의학적으로 불안 장애란 뚜렷한 원인 없이 근심 · 걱정 · 두려움을 겪게 되는 질환을 얘기하는데, 어디서 무슨 일을 하던지 늘 불안하고 걱정되고 신경 쓰이고 긴장되어 있는 상태가 6개월 이상 지속되어 왔다면 불안 장애로 볼 수 있다.

어떤 사람들은 근심 · 걱정이 생활에 도움이 된다는 잘못된 생각을 갖고 있다. 예를 들면, 시험을 앞두고 있을 때 근심 · 걱정을 많이 해야 더 좋은 결과를 낼 수 있다고 믿는다. 물론 시험에 대해 어느 정도 걱정하고 긴장감을 갖는 것은 시험 준비를 더 열심히 하도록 도와주는 좋은 밑거름이 되어 준다. 그렇지만 시험에 대한 지나친 근심 · 걱정 · 불안감은 도리어 실력을 충분히 발휘하는 데 걸림돌이 되는 경우가 더 많다. 사실 시험에서 가장 좋은 결과를 얻는 경우는 근심 · 걱정 · 불안감 없이 자신의 실력을 100% 발휘했을 때이다.

자녀를 둔 어떤 부모들은 자녀에 대한 근심과 걱정이 자녀를 보호해 줄 것이라고 믿는 경우가 있다. 예를 들어, 자녀의 귀가 시간이 조금만 늦어도 자녀에게 교통사고가 나거나, 혹시 나쁜 사람들에게 납치되지는 않았나 불안해하기 시작한다. 자신이 근심 · 걱정을 멈추면, 자녀에게 나쁜 일이 일어날 것 같은 불안감 때문에 지나친 걱정과 근심을 멈추지 못한다. 그러나 부모의 두려움과 불안감을 자녀에게 나타내기보다는 자녀를 믿고 있다는 신뢰심을 자녀에게 보여 주는 것이 자녀들이 책임감을 갖고 행동하도록 돕는 데 더욱 유익하다.

섬유근육통 발병 초기에 몸살처럼 전신 근육통이 시작되고 푹 쉬어도 증상이 낫지 않을 때, 많은 사람들은 자신의 건강 문제와 그로 인해 가족에게 앞으로 닥칠 일들에 대한 불안감 때문에 걱정과 근심, 두려움을 느끼게 되고 심한 경우에는 불면증을 겪게 되기도 한다. 정확한 원인이 알려지지 않은 병을 앓고 있기 때문에 느끼게 되는 불안감, "내 병이 정말 나을 수 있을까?" 하는 완치에 대한 걱정, "내가 이렇게 계속 아프면, 내 가족, 내 자녀들에게 얼마나 큰 짐이 될까?" 하는 미래에 대한 막연한 두려움을 갖게 된다. 이런 걱정은 치료에 도움을 주기보다는, 오히려 심한 스트레스를 일으켜서 증상을 더 악화시키는 악순환을 불러온다.

몇 가지 예를 통해 살펴본 것처럼, 지나친 불안감과 근심, 걱정은 우리 생활에 도움을 주기보다는 오히려 해롭고 파괴적인 악영향을 미치게 된다. 특히 지나친 불안감, 근심, 걱정은 우리 몸의 교감 신경을 과도하게 작용하도록 만들어서 우리 몸의 혈관을 수축시키고 근육을 긴장시켜 근육에 필요한 혈액 공급이 충분하게 공급되는 것을 방해하게 된다. 그 결과, 만성 근육통과 만성 피로감을 주 증상으로 하는 섬유근육통으로 발전하게 된다.

내가 불안 장애를 겪고 있다면 어떻게 대처해야 할까?

불안 장애를 느끼기 시작하면, 많은 사람들은 먼저 병원에 가서 검진을 받게 된다. 의사와 상담을 하고, 혈액 검사, 심전도 검사를 포함한 다양한 검사를 받게 된다. 만약 건강 검진을 통해서 불안증을 일으키는 신체적인 원인을 찾지 못했다면, 당신이 겪고 있는 불안 · 걱정 · 근심은 당신의 신체에서 시작된 증상이 아니라 바로 당신의 '삶의 문제'에서 비롯된 것이라고 생각해도 된다.

많은 정신과 의사들은 불안 장애가 신체적 이상, 특히 화학적 불균형에서 비롯되기 때문에 약을 복용해서 화학적 균형을 맞춰 주는 것이 매우 중요하다고 강조하지만, 아직까지 화학적 불균형이 불안 장애를 일으킨다는 명백한 과학적 증거는 발견되지 않았다.[2] 그러므로 중증 불안 장애를 앓고 있어서 약물의 도움이 절실히 필요한 경우가 아니라면, 스스로의 노력으로 이겨 내거나 정신 상담 치료나 카운셀러의 도움을 받아 극복해 내는 것이 바람직하다.

불안 장애를 겪는 많은 사람들은 인생을 살아오면서 밖으로 표현하지 못했던 불편한 감정을 마음속 깊이 숨기고 있다. 마음에 떠올리기 불편한 감정을 무의식적으로 마음 밖으로 밀어 버렸기 때문에 본인 스스로도 그런 부정적인 감정이 마음속 깊이 숨겨져 있는 줄 모르고 살고 있다. 이런 현상은 다른 사람을 화나게 하거나 다른 사람의 감정을 상하게 할 만한 일을 해야 될 상황에서 갈등을 겪지 않기 위해 자신의 감정을 억누를 때 발생한다. 또한 다른 사람들 앞에서 자신의 참모습을 감추고 늘 좋은 모습만 보여 주려고 노력하는 사람들에서도 잘 나타난다.

우리에게 불안증을 일으키는 두려움

우리가 솔직하게 감정을 표현하는 것을 방해함으로써 우리에게 불안증을 일으키는 어떤 종류의 두려움이 있을까? 대표적인 두 가지를 생각해 보자.

2 The Feeling Good Handbook, David D. Burns, A Plume Book, (아직까지 국내에 한글 번역본이 나오지 않았음.)

갈등에 대한 두려움 | 당신은 "다른 사람들과 좋은 관계를 유지하기 위해선 부당한 느낌이 들더라도 다른 사람에게 화를 내거나 다른 사람을 불편하게 만들면 안 돼."라고 생각할 수 있다. 대인 관계에서 이런 생각을 갖게 되면 매번 자기 자신을 억제하게 되고, 이때 발생하는 분노, 외로움, 불안감, 질투심 같은 감정은 표현되지 못하고 억눌리게 된다. 이렇게 표현되지 못하고 억눌린 감정은 언젠가 당신에게 불안 장애가 되어 돌아올 가능성이 높다.

그럼 다시 한 번 당신이 처한 상황을 냉정하게 평가해 보자. 만약 당신과 다른 사람 사이에 곤란한 문제가 발생했을 때, 당신이 느끼는 불편한 감정을 억눌러서 숨기고, 상대방에게 표현하지 않았다고 가정해 보자. 당신의 행동은 그 사람과의 관계를 더욱 좋게 만들었는가? 아니면 오히려 당신의 태도가 그 사람과의 갈등을 더욱 깊게 만들었고, 그 사람과 진실한 우정을 발전시켜 나가는 데 걸림돌이 되었는가? 당신이 원하던 바는 그 사람과 계속해서 좋은 관계를 유지해 나가는 것이 아니었는가?

당신이 정말 그 사람과 진실한 우정을 발전시켜 나가고 싶다면, 당신이 느끼는 감정을 숨기지 말고 그 사람에게 솔직하게 표현해야 한다. 때론 불만을 나타내는 것이 사람들을 소원하게 만들기도 하지만, 상대방에게 느끼는 감정을 '존중심 있는 방법으로' 허심탄회하게 표현하는 것이 오히려 사람들을 더욱 가깝게 만들어 주는 더 좋은 방법이 된다.

사람에 대한 두려움 | **"내가 불안해하고 초조해하고 부끄러워하고 긴장하고 두려워하고 외로움을 느끼고 있다는 사실을 다른 사람들이 알게 되었을 때, 사람들은 나를 우습게 여기고 무시할 거야."라고 생각할 수 있다. 그렇기 때문에 다른 사람들 앞에선 늘 침착하고 여유 있고 자신만만한 사람처럼 행동하려고 노력할 것이다. 우리가 다른 사람들 앞에서 단점이 없고 완벽한 모습을 보여 주려고 노력하면 할수록 우리 마음속에선 불안감, 긴장감, 왠지 모를 슬픈 감정이 밀려오는 느낌이 든다.**

잠시 이런 질문에 대해 대답해 보자. 당신은 자신의 단점을 숨기고 겉으로 완벽해 보이는 사람에게 이끌리는가? 아니면, 단점이 있지만 자신의 단점을 솔직하게 드러내 보이는 사람에게 더 이끌리는가?

우리 모두는 때때로 실수와 잘못을 저지를 수 있다는 사실을 잘 알고 있기 때문에 다른 사람의 단점을 보았을 때 비웃거나 무시하는 사람은 없다. 오히려 단점 있는 사람을 대할 때 인간미와 친근감마저 느껴지기도 한다. 그러므로 다른 사람에게 무시당할 것 같은 두려움 때문에 자신의 약점을 숨기려 하지 말고, 도리어 당신의 약점이 다른 사람을 당신에게 더 가깝게 다가올 수 있도록 이끌어 주는 소중한 자산이 될 수 있다는 사실을 기억하자.

지금까지 불안 장애를 일으킬 수 있는 두 가지 경우를 살펴보았다. 주변 사람들과 나의 관계를 형성해 나갈 때 겸손하게 내 단점까지도 솔직하게 드러내 놓고, 때로는 용기를 내서 내가 느끼는 감정을 상대방에게 자신 있게 표현할 수 있다면 불안 장애와 같은 감정적인 어려움을 극복해 낼 수 있을뿐더러 주변 사람들과 좋은 관계를 계속해서 맺어 나갈 수 있게 된다.

우울증(Depression)

어떤 사람이 최소한 2주에서 4주 이상 슬픈 감정을 느끼거나, 즐거워할 만한 일에도 흥미를 잃게 되면 우울증으로 볼 수 있다. 더불어 다음과 같은 증상이 동반될 수 있는데, 식욕 감퇴(혹은 식욕 항진), 불면증(혹은 지나친 수면), 극도로 불안한 느낌(혹은 무감각하고 둔감해짐), 무가치한 느낌, 죄책감, 집중력 감소, 죽고 싶다는 생각이 들 수 있다. 많은 우울증 환자들은 자기 자신이 초라하게 느껴지고 계속 인생을 살아가야 할 가치가 없다고 확신하게 되기까지 한다.

인지 행동 심리학에선 부정적인 생각에서 부정적인 감정이 발생한다고 본다. 그러므로 생각을 바꿔 줄 수 있다면 우울하던 감정도 긍정적으로 변화시킬 수 있다. 우리가 일상생활에서 흔히 접하는 우울증을 일으킬 수 있는 부정적인 감정 몇 가지를 살펴보고, 이런 감정을 긍정적으로 변화시킬 수 있는 구체적인 해결 방법을 살펴보자.

부정적인 느낌이나 직감이 맞을 거라는 생각이 들 때

우리는 자주 우리가 갖는 느낌이나 직감이 사실이라고 믿는 경향이 있다. 예를 들어, "내가 요즘 경제적으로 어려워진 걸 아는지, 내 친구들은 모두 나를 무시하고 피하는 것 같아."라는 생각이 들 수 있다. 이런 부정적인 생각을 갖게 되면 친구들의 행동을 부정적으로 해석하게 되고, 친구들에게 분노하는 감정이 마음속에 떠오르게 된다. 친구들은 정말 내가 어려움을 겪고 있기 때문에 나를 무시하고 피하는 것일까?

당신의 부정적인 생각을 직접 검증해 보라 | 내 어려움을 알게 된 친구들이 나를 무시하고 피한다는 생각을 어떻게 검증해 볼 수 있는가? 친구 2-3명과 함께 차를 마시거나 식사를 하면서 자신의 상황을 직접 얘기하고 친구들의 반응을 들어 보라. 당신의 생각대로 친구들이 당신을 무시하거나 피하려고 하는가? 아니면 당신의 어려움을 듣고 마음 아파하면서 위로와 도움을 베풀려고 하는가? 친구들의 따뜻한 우정을 알게 되었을 때 당신이 갖고 있던 부정적인 생각이 사라지고, 우울하고 슬프고 분노하는 감정 대신에 당신의 마음속엔 따뜻하고 기쁜 감정이 솟아나는 것이 느껴지지 않는가?

그러므로 당신의 머릿속에 부정적인 생각이 떠오를 때, "내 생각은 사실에 근거한 것인가? 아니면 추측일 뿐인가?"라고 자문해 보고, 용기를 내어 직접 검증해 보도록 하자. 진실을 알게 되면 우리의 생각이 바뀌고, 우리가 느끼는 감정도 변하기 때문이다.

백점이 아니면 빵점이라는 생각이 들 때

우리는 타인에게는 너그럽게 대하지만, 우리 자신이나 가족들에겐 엄격하게 대하는 경우가 많다. 예를 들어, 계획하던 일이 조금만 어긋나도 "난 잘되는 일이 없어!"라고 비관적으로 생각하거나, 섬유근육통 증상 때문에 일상적인 일을 하기에 벅차게 느껴질 때 "내 인생은 끝났어. 이젠 이런 일도 제대로 못하잖아!"라며 우울해지게 된다. 자녀들에게도 "너는 잘하는게 하나도 없니? 늘 실수만 저지르잖아!"라며 꾸중하는 경우도 있다.

이런 생각은 세상을 흑(黑)과 백(白), 즉 '완전한 성공' 아니면 '완전한 실패'라는 두 가지 잣대로만 평가하기 때문이다. 그 결과 자신 또는 가족이 작은 실수와 잘못을 저질렀을 때 이해하고 감싸주기보다는 문제아나 실패자로 생각하게 되고, 이런 부정적인 생각은 마음속에 불안감, 우울증, 죄책감, 분노, 자괴감, 낙담, 미움 같은 감정을 떠오르게 한다.

모든 일은 0점과 100점 사이에 있다고 생각하라 | 계획했던 일이 뜻대로 잘 진행되지 않을 때, "이번 일도 실패구나!"라고 서둘러 포기하기보다는 현재 상황을 0점과 100점 사이에서 몇 점 정도에 있는지 생각해 본다. 계획대로 진행되지 않는 부면도 있겠지만, 예상보다 잘 진행되는 부면도 발견할 수 있을 것이다. 만약 현재 상황이 50점이라면 앞으로 내가 노력해서 점수를 더 개선할 수 있는 어떤 요소가 있는지 살펴보고, '지금보다 앞으로 더 나아질 거야'라는 긍정적인 생각을 가지려고 노력하면 희망과 용기 같은 긍정적인 감성이 샘솟는 것을 느낄 수 있다.

평소에 너끈히 해내던 일상적인 일을 섬유근육통 통증 때문에 더 이상 하기 힘들어질 때, “이젠 이렇게 쉬운 일도 못하게 되었네. 내 인생은 이렇게 끝나 버릴 거야. 무슨 희망이 남아 있겠어?”라며 낙담하기 쉽다. 너무 실망스럽고 힘든 상황인 것은 맞지만, 그렇다고 내가 처한 현실을 아무런 희망이 없는 절망스런 상태로 바라보는 것은 사실과는 다른 잘못된 생각이다. 왜냐면 지금까지 나에게 맞는 올바른 치료법을 찾지 못했을 뿐이지, 섬유근육통은 완치가 가능한 병이기 때문이다. 그러면 이렇게 아무런 희망 없이 모든 것을 포기하고 싶은 생각이 간절할 때 어떻게 대처해야 할까?

우선 내가 처한 상황이 0점과 100점 사이에서 몇 점 정도가 되는지 점수를 매겨 보라. 만약 현재 상황이 10점이라고 생각되면, 10점이라도 남아 있는 이유에 대해 생각해 보고 그 점에 대해 감사하게 생각한다. 그리고 다음 달까지 내 몸 상태를 10점에서 20점으로 끌어올리기 위해 어떤 노력을 기울일 수 있을지 생각해 본다. 비록 지금은 힘들고 어려운 상황이지만, 앞으로 더 나아질 거라는 긍정적인 생각을 갖고 몸을 점진적으로 개선시켜 나갈 치료 계획을 세워 꾸준한 노력을 기울인다면, 마음속에서 의욕, 희망, 기쁨 같은 긍정적인 감정을 느끼게 될 것이다. 이런 감정의 변화는 그동안 몸의 혈관을 옥죄고 있던 교감 신경을 완화해 줄 뿐만 아니라, 혈액순환을 활발하게 개선해 줌으로써 섬유근육통 치료에 놀랄 만큼 좋은 효과를 가져다줄 수 있다.

실수와 잘못을 저지르는 자녀에게 “넌 항상 날 실망만 시키니? 똑바로 하는 일이 없어!”라고 얘기한다면, 자녀의 마음에도 상처를 줄뿐더러, 그런 말을 하고 난 뒤에 우리 자신도 미안함, 자책감, 내가 왜 그렇게 심한 말을 했을까 하는 실망감 같은 부정적인 감정을 갖게 된다.

우리 가운데 완전한 사람은 아무도 없다. 모든 사람들이 실수와 잘못에서 교훈을 배우고 그 경험을 거름으로 성장해 나간다. 내 기대에 미치지 못하는 가족 성원이 있다면 0점과 100점 사이에서 몇 점 정도 점수를 줄 수 있을지 생각해 보자. 만약 내 자녀가 아무리 점수를 후하게 쳐주더라도 60점밖에 줄 수 없다면, 60점이라도 받게 된 자녀의 장점에 대해 생각해 보고 감사하자. 그리고 내가 자녀를 도와서 어떻게 70점이나 80점 자녀로 만들 수 있을지 방법을 찾아보자.

사람들은 특히 정신적 · 육체적으로 힘들고 지쳐 있을 때, 사물을 '도 아니면 모'로 보게 되는 경향이 있다. 그 결과 노력하면 얼마든지 좋게 개선해 나갈 수 있는 상황임에도 불구하고, 미리 자포자기해 버리는 경우가 많다. 그러므로 '도 아니면 모' 또는 '흑백(黑白)'으로 세상을 바라보는 시각을 바꾸도록 하자. 도와 모 사이엔 '개, 걸, 윷'이 있고, 흑과 백 사이엔 '회색'이 있기 때문이다. 우리가 세상을 바라보는 관점을 바꾸면, 우울함 · 근심 · 걱정 · 분노 같은 부정적인 감정을 긍정적인 감정으로 바꿀 수 있다는 사실을 꼭 기억하자.

"반드시 그래야만 돼."라는 생각이 들 때

우리는 모든 일이 우리가 원하는 방향으로 진행되기를 바란다.

그렇지만 기대치가 높고 꼭 그렇게 되어야 한다는 마음이 간절할수록 나중에 실망과 불만이 더 클 수밖에 없다. 예를 들어, 자녀에게 "넌 공부를 잘해서 명문 대학에 꼭 가야 돼."라든지 배우자에게 "돈 많이 벌어서 좋은 집을 꼭 사야 돼."라는 높은 기대치를 갖게 되면, 자녀나 배우자가 기대를 만족시키지 못했을 때, 우리는 그에 따른 실망과 불만으로 마음에 상처를 받게 된다. 또한 "난 그때 그렇게 했어야 됐어."라며 자신에 대한 높은 기대치를 만족시키지 못했다고 느낄 때 스스로를 자책하면서 괴로울 수 있다.

"그렇게 되면 좋겠다."라고 생각하기 | 나 스스로와 가족을 포함한 다른 사람들에게 기대심을 가질 때 "반드시 그래야 돼."라고 생각하기보다는 "그렇게 되면 좋겠다."라고 조금 더 너그러워지면 어떨까? "넌 공부를 잘해서 명문 대학에 가면 좋겠다.", "돈을 잘 벌어서 좋은 집을 사면 좋겠다.", "그때 내가 그렇게 했으면 좋았을 텐데."라고 너그럽게 생각하기 시작한다면 나 자신과 다른 사람들에 대한 실망과 불만에서 자유로워질 수 있고, 다른 사람들과의 관계도 훨씬 개선될 수 있다.

내 주변에서 벌어지는 일에서 보다 자유로워지기 | 우리는 주변에서 벌어지는 일에 대해서도 "반드시 그래야만 돼."라고 엄격하게 생각하는 경우가 있다. 예를 들면, 병원 예약 시간에 맞추기 위해 간신히 제시간에 도착했는데, 20분이 지나도 내 이름을 부르지 않을 때 "예

약 시간에 맞춰서 온 환자는 정확한 시간에 진료를 받을 수 있게 해 줘야지! 이 병원은 도대체 왜 이 모양이야!"라고 화를 터트릴 수 있다. 이런 경우 부당한 일 처리에 대해 불만을 갖는 것은 당연한 일이긴 하지만, 스스로 이런 자문을 해 볼 수 있다. "내가 흥분하고, 화를 터트리면 결국 감정적으로 손해를 보는 것은 누구인가?"

"예약 시간에 맞춰서 온 환자는 제때 진료를 받도록 해 줘야 돼!"라고 말하는 대신에 "환자들이 예약 시간에 맞춰 진료를 받을 수 있으면 더 좋겠네요. 오늘은 저도 20분 이상을 기다리고 있네요."라고 말한다면 나 자신과 내 말을 듣는 사람 모두에게 더 편안하고 즐거운 대화가 되고 불필요한 스트레스를 줄여 주지 않을까?

세상이 완벽하길 기대하기보다는 그들의 불완전함을 관대하게 이해해 주자 I

세상에서 벌어지는 일엔 완벽한 것이 없다. 많은 일들이 실수, 잘못과 불공정으로 점철되어 있다. 왜냐면 모든 일들이 불완전한 사람들에 의해 이뤄지기 때문이다. 그러므로 세상에서 벌어지는 일들이 나에게만큼은 완벽하고 공정해지길 기대하는 것은 스스로에게 깊은 좌절감과 분노와 실망을 남겨 주게 된다.

세상일을 엄격한 잣대를 가지고 들여다보기보다는 조금 더 관대한 마음을 갖고 바라봐 주면 어떨까? "당신들은 이렇게 해야 돼."라고 생각하기보다는 "그렇게 해 주면 더 좋겠네요."라고 생각해 보자. 다른 사람들을 관대하게 이해해 주려고 노력하자. 이때 가장 큰 승자는 상대방의 잘못에 관대함을 나타내는 내가 아닐까?

섬유근육통과 인지 행동 치료의 관계

한 연구에 의하면 191명의 섬유근육통 환자 가운데 50% 정도는 우울증 및 심한 불안 장애를 앓고 있는 것으로 조사되었다.[3] 임상에서 섬유근육통 환자들을 만나 보면 실제로는 더 많은 분들이 우울증이나 불안 장애를 겪고 있는 것으로 보인다. 그럼 우울증과 불안 장애를 개선하는 것이 섬유근육통 치료를 위해 중요한 이유는 무엇인가?

우울증과 불안 장애는 불면증을 발생시켜 몸 상태를 악화시킬 뿐만 아니라, 운동이나 일상 활동에 대한 의욕을 잃게 만들어서 섬유근육통 회복을 더디게 만든다. 또한 우울증과 불안 장애와 같은 심리적 요인들은 신체의 교감 신경이 늘 흥분된 상태를 유지하도록 함으로써 혈관을 지속적으로 긴장시키고, 특히 말초 혈관의 혈액 순환을 저하시킴으로써 섬유근육통의 주된 증상인 전신 근육통을 일으키는 주된 원인이 된다. 그러므로 우울증과 불안 장애의 개선 없이는 섬유근육통의 근본적인 치료가 어렵다고 볼 수 있다.

인지 행동 치료(Cognitive-Behavioral Therapy)는 1960년대에 들어서 미국의 심리학자인 아론 벡(Aaron Beck)에 의해서 발전하기 시작했다. 심리학자와의 상담을 통해서나, 책을 읽거나, 다른 사람과의

3 Katherine Hadlandsmyth et al, Somatic symptom presentations in women with fibromyalgia are differentially associated with elevated depression and anxiety, Journal of Health Psychology 2017

대화 또는 종교적인 가르침을 통해서 왜곡되고 뒤틀린 생각을 올바르게 바로잡아 주면, 우울증 · 걱정 · 근심 같은 부정적인 감정을 긍정적인 감정으로 변화시킬 수 있고, 긍정적인 행동까지 이끌어 낼 수 있다고 믿는다.

이 책에 수록한 내용들은 데이비드 번스 교수가 지은 [The Feeling Good Handbook]을 참고해서 중요하다고 생각하는 요점을 정리해 보았다. 인지 행동 치료로부터 더 큰 유익을 얻기를 원하는 독자를 위해서 두 권의 책을 소개한다. 아무쪼록 이 책들을 깊이 숙독하고 책에서 배운 교훈을 자신의 일상생활에 꼭 적용함으로써 건강한 몸뿐만 아니라, 건강한 마음까지 회복하기를 간절히 기원한다.

불안 장애와 우울증 극복을 위해 꼭 읽어야 할 책

[필링 굿], 데이비드 번스 지음

[패닉에서 벗어나기], 데이비드 번스 지음

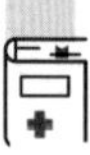

미국의 오피오이드(마약성 진통제) 위기로부터 우리가 배운 교훈

"他山之石:

다른 산에서 난 나쁜 돌도 자기의 구슬을 가는 데 소용이 있다."

섬유근육통 초기엔 일반 진통제를 복용하면서 진통 효과를 보았던 사람들도 병이 장기화되면서 일반 진통제가 더 이상 듣지 않게 된다. 이때 병원에서 마약성 진통제 복용을 권유받게 되는데 혹시 마약성 진통제에 너무 의존하게 되진 않을까, 마약 중독에 빠져 나중에 끊기 힘들진 않을까 하는 염려가 앞서서 선뜻 결정 내리기가 쉽지 않다. 실제로 1990년대 중반에 미국에서 마약성 진통제인 옥시콘틴이 일반 통증 환자들에게 광범위하게 처방되기 시작했을 때 많은 환자들이 오늘날 우리가 겪고 있는 것과 똑같은 고민을 했었다. 이제 20여 년이 지난 오늘날 미국이 겪고 있는 오피오이드 위기를 되돌아보면서, 우리가 마약성 진통제 복용에 대해 어떤 결정을 내려야 하는지 깊게 생각해 보도록 하자.

오피오이드 위기(Opioid Crisis)

2017년 10월에 미국 도널드 트럼프 미국 대통령은 마약 진통제인 오피오이드 남용에 대해 "공중 보건 비상사태"를 선포하고, 오피오이드와의 전쟁을 시작했다.

2019년 8월 26일, 미국 오클라호마 법원에선 역사적인 판결이 있었는데, 오피오이드 위기에 대한 책임을 물어서 제약 회사인 존슨 앤 존슨(Johnson & Johnson)은 오클라호마주에 5억7천2백만 달러(약 7,000억 원)를 배상금으로 지불하라는 판결이었다.

또한 옥시콘틴(OxyContin)의 제조사인 퍼듀(Purdue) 제약은 미국에서 회사에 제기된 모든 소송에 대한 합의금으로 100-120억 달러(12조-14조4천억 원)를 배상금으로 지불하고, 파산 신청과 함께 회사의 실제 소유주인 새클러 패밀리(Sackler family)가 경영에서 손을 떼는 조건으로 법원에 조정을 신청했다는 소식도 들려온다.

왜 이토록 미국 사회가 퍼듀, 존슨 앤 존슨 같은 오피오이드를 제조하는 제약회사들에 분노하는 것일까? 그 이유는 다음의 통계를 살펴보면 쉽게 이해할 수 있다.

미국 질병 통제 예방 센터(CDC)에 의하면, 1999년부터 2017년까지 미국에서만 무려 40만 명이 오피오이드 과다 복용으로 사망했다. 2017년에만 47,000명 이상 사망했는데, 이는 매일 130명 정도가 오피오이드 과다 복용으로 사망한 셈이다. 이로 인해 낭비되는 사회적 비용이 한 해 무려 785억 달러에 달한다고 한다. 미국과 캐나다 같은 의료 선진국이 지난 20여 년간 겪어 왔고, 현재도 겪고 있는 마약 진통제로 인한 위기가 처음 어떻게 시작되었고 어떤 심각한 문제를 야기했는지 검토해 봄으로써, 마약 진통제 복용을 바라보는 올바른 시각을 갖도록 하자.

오피오이드(Opioids)는 어떤 약인가?

마약성 진통제를 말하는데, 모르핀을 포함해서 옥시콘틴, 옥시코돈, 하이드로코돈, 하이드로몰폰, 펜타닐, 트라마돌, 메타돈 등 다양한 종류가 있으며, 양귀비에서 추출한 성분으로 만들거나 화학적으로 결합해서 제조한다. 현재 한국에선 아이알코돈, 저니스타, 옥시콘틴, 타진, 트라마돌, 듀로제식 패취 등의 상품명으로 처방되고 있다.

인류의 오랜 아편 사용 역사

메소포타미아 지방에서 발굴된 점토판의 설형 문자에는 아편 채취 방법이 기록되어 있고, 기원전 1,500년경에 기록된 이집트 파피루스에도 양귀비를 의약품으로 사용한 기록이 남아 있다. 여러 가지 역사적인 자료를 통해서 추정해 볼 때, 인류는 대략 3,000년 이상 전부터 아편을 사용해 왔다고 추정된다.

모르핀(Morphine)

아편은 양귀비(Opium poppy)에서 채취한다. 꽃이 떨어진 뒤에 씨방에 상처를 내면 우윳빛 즙이 나오는데, 이 즙을 모아서 말리면 아편이 되고, 그 가운데 10%가 모르핀 성분이다.

1803년에 스무 살의 젊은 약제사였던 프리드리히 빌헬름 제르튀르너는 아편에 산과 염기를 순차적으로 더해 불순물을 제거하고 순수한 모르핀을 추출하는 실험에 성공했다. 모르핀은 통증, 스트레스, 걱정, 근심 같은 고통을 완화해 주는 탁월한 효과 덕분에 중독성이나 금단 증상 같은 심각한 부작용에도 불구하고, 말기 암 환자의 통증 치료나 전쟁터에서 중상자를 치료하기 위한 목적으로 군인들에게 지급되었다.

실제로 모르핀이 인체에서 작용하는 원리에 대한 연구는 1970년대에 가서야 이뤄지기 시작했다. 과학자들은 뇌세포, 척수 신경, 말단 신경 세포에서 모르핀과 결합하는 수용체(receptor)를 발견하였고, 나중에 영국 애버딘 대학 연구팀이 돼지의 뇌에서 모르핀과 동일한 작용을 나타내는 물질을 찾아냈다. 그 물질을 엔케팔린(enkephalin, 그리스어로 "머리로부터"라는 뜻)이라고 불렀으나, 나중에 미국 연구자들이 내인성 모르핀(endogenous morphine)이라는 의미를 가진 엔도르핀(endorphin)이라고 명명했다.

오피오이드 공포증(Opiophobia)

모르핀이 나타내는 심한 부작용 때문에 1970년대와 1980년대 미국에서 모르핀은 호스피스에서 말기 암 환자들의 고통을 줄여 주기 위한 용도와 전쟁터에서 중상자가 통증을 잠시 잊게 만드는 용도로만 사용되었다. 당시 미국에선 베트남 전쟁에서 귀국한 군인들 사이에서 강력한 오피오이드의 한 종류인 헤로인 중독이 큰 사회 문제로 대두되었기 때문에 오피오이드에 대한 사회적인 두려움이 있었다.

그 시기에 사용되었던 오피오이드는 체내로 빠르게 흡수되면서 통증을 줄여 주는 효과는 좋았지만, 약효가 오래 지속되지 못했을 뿐만 아니라 황홀감, 나른함 같은 마약성 환각 효과가 나타나는 부작용이 있었다.

콘틴 시스템(Contin delivery system)

이런 문제를 해결하기 위해서 새클러(Sackler) 가족은 자신들이 소유한 영국의 한 제약 회사에서 약이 인체 내에서 12시간에 걸쳐 천천히 녹으면서 약성분이 조금씩 흡수되도록 함으로써 약효가 서서히 발휘하도록 하는 기술인 콘틴 시스템을 개발했다.

새클러(Sackler) 가족이 소유한 퍼듀(Purdue)제약은 콘틴 시스템을 적용해서 마약 성분이 체내에서 서서히 흡수되게 함으로써 마약 남용과 약물 의존성을 획기적으로 감소시켰다고 주장한 옥시콘틴(OxyContin)의 시판을 1995년 FDA로부터 승인받는다. 퍼듀 제약은 옥시콘틴을 기존 마약들과 차별화하며 환자들이 마약 중독에 빠질 위험성을 크게 낮춘 안전한 약이라고 마케팅을 하였다. 실제로 이 마케팅은 큰 성공을 거둠으로써 옥시콘틴은 미국에서 가장 많이 처방되는 마약성 진통제 자리를 차지하게 되었다.

옥시콘틴으로 부터 시작된 오피오이드 위기를 더 잘 이해하기 위해선 먼저 새클러 가족에 대해 살펴봐야 할 필요가 있다.

새클러 가족(Sackler family)

의약품 세일즈맨이었던 큰형 아서 새클러(Arthur Sackler), 큰형의 도움으로 의대를 졸업하고 의사가 된 모티머 새클러(Mortimer Sackler), 래이먼드 새클러(Raymond Sackler) 삼 형제는 1952년에 뉴욕을 근거지로 글리세린 용액을 판매하던 작은 제약 회사였던 퍼듀(Purdue)를 인수한다.

큰형 아서는 세일즈에 천재적 감각을 지닌 사람이었다. 1950년 당시에는 미국에선 제약 회사 영업사원이 의약품을 팔기 위해서 의사들을 일일이 방문해서 영업을 했었다. 그런데 아서 새클러는 모든 의사들이 구독하는 의학저널에 광고를 게재하면 큰 효과가 있을 것을 직감적으로 깨닫고, 1952년 미국의학협회지(JAMA)에 의약품 컬러 광고를 게재하는 첫 사람이 된다. 이런 천재적인 마케팅 감각 덕택에 아서 새클러는 의료 광고 명예의 전당에 오르게 된다.

1970년대 퍼듀 제약은 귀지 제거제, 변비약을 생산하던 별 볼 일 없던 작은 회사였다. 새클러 형제들은 자신이 소유한 제약회사의 미래 먹거리를 찾던 중, 당시에는 말기 암 환자 외엔 사용이 금지되어 있던 오피오이드를 일반 통증 환자들에게도 판매할 수 있는 방법을 연구하기 시작했다. 당시에 판매되던 오피오이드는 복용 후에 빠르게 체내로 흡수되면서 강하게 약효를 나타냈기 때문에 환자들이 황홀감, 환각, 마비감 같은 부작용이 심했을 뿐만 아니라, 약효가 급속하게 감소하면서 진통 작용이 오래 지속되지 못하는 단점이 있었다.

새클러 형제들은 자신들의 소유인 냅(Napp) 제약회사에서 개발한 콘틴 시스템을 오피오이드에 적용한 첫제품인 MS Contin을 만들게 된다. 이는 당시 시판되던 오피오이드의 체내 흡수 시간을 늘려 단점을 어느 정도 보완해 주긴 했지만, 사실 오피오이드가 가진 원래의 부작용과 금단 증상은 전혀 해결해 주지 못했다. MS Contin은 주로 말기 암 환자들에게 판매되었고, 8년 뒤인 1995년 퍼듀(Purdue) 제약은 메가 히트작인 옥시콘틴(OxyContin)을 출시한다.

옥시콘틴(OxyContin)

옥시콘틴 판매를 말기 암 환자 외에도 요통이나 신경통 같은 일반 통증 환자들에게까지 대중화하기 위해서 퍼듀 제약은 옥시콘틴이 모르핀보다 강도가 약하고 중독성이 1% 미만이기 때문에 장기간 치료를 위한 안전하고 효과적인 약이라고 선전한다. 이를 증명하기 위해 조작이 의심되는 논문들을 의학 저널에 발표하고, 로비를 통해 FDA로부터 일반 통증 치료제로서 시판 허가를 취득하게 된다.

옥시콘틴은 1996년에 작은 매출로 시작했지만, 2001년엔 연 매출이 10억 달러를 초과할 정도로 큰 성공을 거두었는데, 옥시콘틴의 성공은 새클러 가문을 미국에서 가장 부유한 가문의 하나로 만들어 주었다. 2016년 포비스지에 의하면 새클러 가족이 보유한 순자산은 적게 잡아도 140억 달러(16조 원)에 이른다고 알려졌다.

옥시콘틴의 성공적인 흥행 배경엔 퍼듀(Purdue) 제약의 탁월한 마케팅 수법과 거짓말이 한몫했다. 당시 퍼듀 제약의 세일즈맨들은 회사로부터 옥시콘틴의 중독 위험을 축소해서 광고하라는 지시를 계속 받았다고 한다. 한편으로 퍼듀 제약은 광범위하고 공격적인 마케팅을 하게 되는데, 옥시콘틴을 처음 구매하는 소비자들에겐 30일치 무료 쿠폰을 주었고, 도매상과 대규모 유통 업체에게는 리베이트를 지급했고, 약사들에겐 처음 주문에 내해 환불해 주는 정책을 시행했다. 의학 관련 단체에겐 지원금과 보조금을 뿌렸으며, 의학 학술 잡지에는 수백만 달러 상당의 광고를 협찬했다.

또한 약물과 관련된 위원회에 참여하는 상 · 하원 의원들에겐 거액의 정치 헌금을 하였다. 의학 세미나라는 이름 아래 의사들을 초청하여 페블비치 같은 고급 골프장에서 골프 투어를 즐기도록 초대했다. 만약 옥시콘틴에 비판적인 의사들이 있을 땐, 작은 저녁 식사 모임에 연사로 초빙하여 15분 정도의 짧은 연설을 하게 하고 대가로 500불 정도를 주는 방법으로 좋은 관계를 맺어 나갔다. 이런 노력 덕분에 1996년에 30만 건 정도였던 옥시콘틴 처방은 2001년에 무려 600만 건 이상으로 5년 만에 20배 이상 폭발적으로 성장했으며, 더불어 오피오이드에 중독된 환자도 가파르게 증가하게 되었다.

소송

그동안 퍼듀 제약이 대중을 향해서 펼쳐 왔던 거짓 광고와는 다르게, 실제로 옥시콘틴은 모르핀 못지않게 강한 약효를 갖고 있으며, 다른 오피오이드와 동일하게 약물 남용과 마약 중독의 위험성을 갖고 있다. 그 결과로 요통이나 신경통 같은 일반적인 통증을 앓고 있던 환자들이 의사에게서 처방받은 옥시콘틴을 복용한 뒤에 짧은 시간 안에 너무도 쉽게 마약 중독에 빠져들었다.

옥시콘틴에 중독된 환자들은 나중에 장기간 복용에 따른 위험성을 걱정하는 의사가 처방전 발급을 거부하거나, 혹은 돈이 떨어져서 옥시콘틴을 구매할 수 없게 되면, 길거리에서 불법적으로 거래되는 펜타닐(Fentanyl) 같은 저렴한 마약을 구매해서 옥시콘틴 대신에 복용하게 되었다. 길에서 불법적으로 유통되는 마약은 범죄 조직들이 환각 작용을 높이기 위해 펜타닐에 헤로인을 섞어서 제조 · 유통시키는 경우가 많아서, 복용 시에 심장과 호흡을 정지시킬 만큼 치명적이기 때문에 길거리 마약을 복용한 많은 사람들이 사망하게 되었고, 북미에선 마약 중독 문제가 심각한 사회 문제로 대두되었다.

오피오이드 중독이 더욱 심각성을 갖는 이유는 많은 무고한 일반 시민들이 통증 치료를 위해, 합법적으로 FDA에서 허가 받은 약을 의사의 진단과 처방을 받아서 복용하기 시작한 것이 마약 중독과 사망으로 이어졌기 때문이다. 뒤늦게 사태의 심각성을 깨달은 미국 정부는 2007년 퍼듀 제약에 소송을 제기했고, 옥시콘틴 남용과 중독 위험성에 대해 의사들을 속이고 거짓 정보를 제공한 혐의에 대해 퍼듀 제약은 유죄 판결을 받았다.

해외 시장

그동안 비밀리에 숨겨져 왔던 옥시콘틴의 위험성이 세상에 알려진 뒤에 2012년부터 2016년까지 옥시콘틴 처방은 무려 33%나 감소했다. 이렇게 미국에선 옥시콘틴의 판매가 빠르게 감소했지만, 새클러 가족은 자신들이 소유한 먼디파마(Mundiphama)를 통해 멕시코, 브라실, 중국 같은 해외 시장에 눈을 돌렸고, 해외 시장에서의 매출은 오히려 증가하고 있다.

이에 2017년 5월에 미국 의회 의원 수십 명은 WHO에 경고 서

한을 보냈는데, 그 서한에는 이러한 내용이 담겨 있다. “퍼듀 제약은 미국 사회에 큰 재앙을 일으킨 오피오이드 위기를 불러왔습니다. 오늘날 먼디파마(Mundiphama)는 옥시콘틴을 해외에 팔기 위해 동일한 속임수와 무차별적인 마케팅을 사용하고 있습니다.”

우리나라

현재 한국 먼디파마는 옥시콘틴 서방정, 아이알코돈정, 타진 서방정을 마약성 진통제로 공급하고 있고, 그 외 다른 제약 회사들도 다양한 마약성 진통제를 시판하고 있다. 1970년대와 1980년대 미국 시민들이 '마약'에 대해 가졌던 두려움과 마찬가지로 현재 우리나라 국민들도 마약성 진통제에 대한 두려움과 염려를 갖고 있는 덕분에 아직까진 미국처럼 마약성 진통제가 쉽게 처방되고 복용되고 있진 않다. 그렇지만 한국의 마약성 진통제 시장을 더욱 넓게 열어젖히려는 제약 회사들의 시도는 계속 이어지고 있다. 다음은 그러한 내용을 담고 있는 신문 기사의 일부이다.

> 2012년 7월 9일 [메디칼 타임즈]
>
> **통증 분야의 세계적인 권위자 덴마크 올레 보 한센 박사 한국 방문**
>
> 그의 방문 목적은 만성 및 비암성 통증 치료에 있어 마약성 진통제 사용의 중요성을 전하기 위해서였는데, 그는 한국 의사들에게 마약성 진통제 사용을 두려워하지 말라고 조언했다. 문동언 대한 통증학회 회장

도 "진통제를 오래 써야 하는 노인에겐 위장관 부작용등 안전성 문제가 있는 비스테로이드성 소염 진통제 보다는 마약성 진통제 처방을 권장한다."고 말했다.

2013년 6월16일 [서울 신문]

문동언 서울성모병원 마취통증의학과 교수 인터뷰

중독이나 의존성을 걱정해 필요한 사람이 사용을 꺼리는 사례가 적지 않음에도 마약성 진통제의 사용이 빠르게 늘고 있는 이유를 묻는 기자의 질문에 대해서 이렇게 답변했다. "의사가 처방하는 마약성 진통제가 중독으로 이어지지 않는다는 사실이 알려지는 데다, 통증으로 인한 문제가 마약성 진통제의 부작용보다 훨씬 심각하다는 사실 때문이다."

2015년 5월11일 [후생신보]

고령화 시대 만성 통증 - 마약성 진통제 적극 치료 필요

먼디파마 의학부 - 마약성 진통제 통증 초기부터 사용 강조

한국 먼디파마 의학부에 따르면, "오피오이드는……개인적 편차 없이 진통 효과만 있으며, 교차 내성이 발생하지 않는다."며 "오피오이드 사용에 따른 위험보다 의학적 이득이 크다면 오피오이드 치료를 해야 한다."고 강조했다.

2017년 3월 7일 [헬스 코리아 뉴스]

"마약성 진통제에 대한 비암성 만성 통증 환자 접근성을 높여야 한다." 서울 아산 병원 마취 통증 의학과 서정훈 교수는 6일 한국 얀센의 마약성 진통제 뉴신타 출시 기념 기자 간담회에서 마약성 진통제의 보험 급여 확대를 주장하면서 이같이 말했다.

섬유근육통과 근막동통 증후군을 구분할 수 있는
중요한 감별점 가운데 한 가지는 섬유근육통은 통증뿐만 아니라,
다양한 증상을 함께 동반한다는 점이다.
섬유근육통 환자들은 만성 피로, 수면 장애, 집중력 결핍, 두통, 우울증, 불안증,
과민성 대장 증후군과 같이 근막동통 증후군 환자들이 겪지 않는
다양한 임상 증상을 겪는다.

제4장

더 알아 두면 좋은 정보

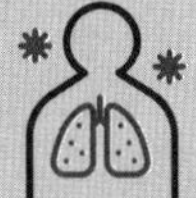

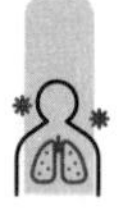

마약성 진통제(opioid) 복용을 중단하는 방법

마약성 진통제 복용을 줄이거나 끊어야 하는 이유

고용량의 마약성 진통제 장기 복용은 약제에 대한 내성을 일으키므로 효과적인 진통 효과를 거두기 어려울 수 있다. 때때로 마약성 진통제는 통증을 더욱 심하게 악화시킬 수 있는데, 이를 마약성 진통제 유발 통각과민(opioid induced hyperalgesia)이라고 한다.

마약성 진통제를 장기간 복용할 때 부작용

- 내성: 고용량의 마약성 진통제를 복용하는 환자들은 시간이 흐르면서 약효가 떨어지기 때문에 처음과 동일한 효과를 얻기 위해서 더 많은 용량의 마약성 진통제가 필요해진다.
- 의존성: 만약 마약성 진통제를 줄여서 복용하거나 중단하게 되

면 금단 증상이라는 불쾌한 증상들이 나타날 수 있는데, 이는 정상적인 반응이다.

- 변비: 심할 경우 오심, 식욕 감소, 드물게 장폐색이 오는 경우도 있다.
- 졸음: 넘어져서 골절이 되거나, 교통사고를 일으키는 경우가 있다.
- 피로, 무기력, 우울증: 일이나 일상생활에 큰 지장을 줄 수 있다.
- 수면 중 무호흡 또는 호흡곤란: 이 증상은 낮 동안에 더 많은 피로를 느끼게 하며, 사고력을 저하시킨다. 또한 교통사고의 위험을 증가시키고, 여러 가지 건강 문제를 일으킬 수 있다.
- 낮은 테스토스테론 호르몬 수치(남성일 경우): 성욕 감퇴, 무기력, 우울한 느낌, 손상된 근육 회복이 느려지고, 골밀도가 감소한다(뼈가 가늘어짐).
- 낮은 에스트로겐, 프로게스테론 호르몬 수치(여성의 경우): 골밀도 감소, 무기력.
- 마약성 진통제 유발 통각과민: 고용량을 복용하는 일부 사람들에게서 통증이 더욱 악화된다.

마약성 진통제를 줄이거나 끊을 때 나타나는 증상들

마약성 진통제를 줄이거나 끊을 경우, 크게 두 가지 증상이 나타나는데 통증과 금단 증상이 그것이다.

통증 | 마약성 진통제를 끊을 때 처음 나타나는 증상은 심한 통증이다. 이 통증은 원래 갖고 있던 통증이 다시 표면으로 나타나는 것인데, 통증은 온몸의 관절과 근육에 나타날 수 있다. 어떤 사람들은 예전에 이미 치료되었던 상처가 다시 아프다고 호소하기도 한다(예를 들면 예전에 골절이 있었던 부위에 통증이 재발). 만약 이때 마약성 진통제를 다시 복용하면 일시적으로 통증이 감소할 수 있다.

금단 증상 때문에 발생한 통증은 대부분 1-2주 동안 나타나는데, 만약 약을 서서히 줄여 나가는 방법을 택한다면 금단 증상으로 인한 통증을 약하게 만들 수 있다. 많은 사람들은 마약성 진통제 복용을 줄인 뒤에도, 복용 시작 전에 앓고 있었던 통증이 더 악화되지는 않았다고 보고했다.

마약성 진통제를 줄이기 전에 의사와 함께 금단 증상을 줄이기 위한 계획을 세울 필요가 있는데, 다른 곳에 주의를 분산시키는 방법으로 여러 가지 활동을 계획하거나, 스트레칭, 명상, 온찜질, 비마약성 진통제 투약 등을 고려해 볼 수 있다.

금단 증상 | 마약성 진통제 금단 증상은 매우 불쾌한 증상이지만, 생명을 위협할 만큼 위험한 증상은 아니다. 금단 증상은 마지막 약을 복용한 뒤 6시간-36시간 안에 시작되는데, 독감을 앓는 증상과 비슷하게 나타난다. 만약 마약성 진통제를 단번에 끊었다면, 금단 증상은 마지막 약을 복용한 뒤 24-72시간(1일-3일) 사이에 가장 심하게 나타나며, 3일-7일 사이에 금단 증상은 감소한다. 고용량의

마약성 진통제를 복용했던 사람들 가운데 일부는 몇 주 동안 피로감을 느낄 수 있으며, 몇 개월간 몸 상태가 가라앉은 느낌을 갖게 될 수도 있다.

만약 마약성 진통제를 몇 주에서 몇 개월에 걸쳐서 서서히 복용량을 줄이기로 계획한다면, 금단 증상을 약하게 감소시킬 수 있다. 금단 증상으로 땀, 오한, 소름끼침, 두통, 근육통, 관절통, 복부경련, 오심, 구토, 설사, 피로감, 불안감, 수면 장애 같은 증상을 경험할 수 있다.

이런 금단 증상들은 대부분 시간이 지나면서 저절로 사라지는데, 만일 금단 증상으로 인해 심해진 통증이 3-4주가 지나도록 감소하지 않는다면 금단 증상으로 인한 통증이 아닐 가능성이 있으므로 의사에게 문의할 필요가 있다.

마약성 진통제를 끊는 방법

준비 |

1. 가족, 친구, 의료인들에게 도움을 요청하기
2. 금단 증상으로 인한 통증을 극복하기 위한 계획 세우기
3. 불안감, 수면 장애 같은 금단 증상을 극복할 계획 세우기
4. 금단 증상이 너무 심해서 계속 진행하기 힘들 때, 의사(약사)와 상의해서 단약(斷藥)을 잠시 중단할 수 있지만, 중요한 점은 잠시 멈추더라도 계속 앞으로 나아가야 한다는 점이다. 왜냐면

마약성 진통제가 가진 잠재적 위험으로부터 벗어나서 삶의 질을 높이고, 통증을 개선하는 것이 중요하기 때문이다.

마약성 진통제를 끊는 여러 가지 방법

빠르게 끊는 방법과 천천히 끊는 방법으로 나누어 생각할 수 있다. 먼저 빠르게 끊는 방법으로는 즉시 혹은 며칠이나 몇 주에 걸쳐서 빠르게 복용량을 줄이는 방법이 있다. 이 방법은 심한 금단 증상을 일으킬 수 있지만, 가장 심한 금단 증상은 비교적으로 짧은 시간 안에 사라진다.

천천히 끊는 방법은 다음과 같다.

1. 매 2-4주마다 복용량의 5-10%를 서서히 줄여 나간다.
2. 매주 10%의 복용량을 줄여 나간다.
3. 만약 마약성 진통제를 장기간 복용해 온 환자일 경우엔 더욱 천천히 줄여 나간다(예를 들면, 1개월에 10%씩 줄여 나감).

이렇게 가장 적은 복용량까지 줄이게 되면, 복용과 복용 시간 간격을 늘려 나가고, 하루에 한 번 이하로 복용할 정도까지 줄이게 되면, 그때는 복용을 완전히 중단할 수 있다.

참고 문헌

1 Opioid tapering information for patients, National Pain Centre, McMaster University, Canada

2 Pocket guide: Tapering Opioids for Chronic Pain: Centers for Disease Control and Prevention, U.S. Department of Health and Human Services www.cdc.gov/drugoverdose

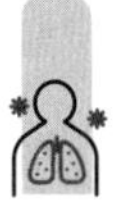

건강한 수면을 위한 12가지 방법

우리들 모두는 가끔씩 잠 못 이루는 밤을 경험하는데, 직장에서 받는 스트레스 때문이든, 다른 사람과의 관계가 나빠져서 오는 고민거리 때문이든 대개는 뚜렷한 이유가 있다. 이렇게 일시적으로 겪게 되는 수면 장애는 만성 불면증으로 진단되지 않는다. 몇 주 이상 지속적으로 수면 장애를 겪어야 만성 불면증(chronic insomnia)으로 진단이 가능한데, 생각보다 이런 만성 불면증을 겪고 있는 사람들이 많다. 대략 아홉 명 가운데 한 명 정도가 만성 불면증을 앓고 있으며, 그 이유는 정확히 알려져 있지 않지만, 여성 환자들이 남성 환자보다 두 배 이상 많다고 한다.

미국에서만 한 해에 불면증과 관련된 시장이 300억 달러 규모에 달한다는 사실을 볼 때, 불면증은 오늘날 많은 사람을 괴롭히는 심각한 문제가 아닐 수 없다. 이러한 불면증은 크게 두 가지로 나눌 수 있는데, 첫째는 잠들기 힘들어 하는 불면증(sleep onset insomnia), 둘째는 잠든 상태를 계속 유지하는 데 어려움을 겪는 불면증(sleep maintenance insomnia)이다.

그럼 불면증을 일으키는 원인에는 어떤 것들이 있을까? 먼저 유전적인 요인을 생각해 볼 수 있는데, 연구에 의하면 부모에게서 불면증을 유전받을 확률이 대략 28-45% 정도라고 한다. 유전 외에도 다양한 요인들이 존재하는데, 정신적 요인, 육체적 요인, 질병으로 인한 의학적 요인, 환경적 요인들이다. 또한 야간에 너무 밝은 빛, 부적당한 실내 온도, 카페인, 담배, 음주 같은 외부 요인들이 불면증을 일으킬 수 있다.

이런 여러 가지 원인 중에서도 가장 흔한 불면증의 원인은 불안, 걱정, 근심, 감정적 스트레스 같은 정신적인 문제이다. 오늘날처럼 빠르게 변하는 세상 속에서 적응하면서 살아가기 위해서 현대인들은 많은 감정적 스트레스를 받게 되고, 미래에 대한 걱정과 근심이 머릿속에서 떠날 날이 없다. 우리가 잠자리에 누워서 눈을 감더라도 오늘 있었던 일들, 내일 해야 할 일들, 가까운 미래에 있을 일들에 대한 불안감 때문에 우리의 뇌는 평화롭게 잠으로 빠져들지 못한다.

이런 정신적인 스트레스를 겪게 되면, 우리 몸에선 교감신경이 지나치게 활발해진다. 교감신경은 주로 위협을 당하거나 갑작스런 스트레스를 받았을 때, 이런 위기 상황에 대처하기 위해서 인체가 긴장하고 깨어 있는 상태를 유지하도록 도와준다. 그 결과로 심장 박동, 혈액 순환, 신진 대사가 증가하고, 스트레스 호르몬인 코르티솔이 증가하며, 두뇌 활동이 증가한다. 이렇게 교감 신경이 늘 항진되어 있으면 우리의 수면은 어떤 영향을 받게 될까?

첫째, 계속되는 교감 신경 항진으로 인해 증가된 신진 대사는 우리 몸의 중심 체온을 높이게 되고, 우리 뇌의 신진 대사와 체온 또한 증가되는데, 이렇게 활발해진 신진 대사와 증가된 체온은 우리 뇌가 깊은 잠으로 빠져드는 데 방해가 된다.

둘째, 각성 호르몬인 코르티솔과 아드레날린, 노어아드레날린이 증가되면서, 심장 박동수를 증가시킨다. 일반적으로 깊은 잠에 들기 위해선 심장 박동이 감소되어야 하는데, 이렇게 증가된 심장 박동은 불면증을 초래할 수 있다.

셋째, 잠을 잘 자는 사람들은 뇌 부위 가운데 감정 조절과 관련된 아미그달라(amygdala), 기억-회상과 관련된 해마(hippocampus)의 활동이 빠르게 둔화되면서 잠으로 빠져든다. 반면에 불면증 환자의 경우는 이 두 부분의 활동이 계속 활발한 상태로 남아 있다. 또한 뇌간(brain stem)에서 뇌를 깨어 있도록 만드는 부분이나, 통증을 포함한 감각 신호를 받아들이는 부분인 시상(thalamus)도 계속 활성화된 상태로 남아 있으므로 뇌가 깊은 잠에 빠져들지 못하게 방해한다.

우리가 노트북을 사용하다가 노트북 커버를 닫으면, 컴퓨터 전원은 저절로 꺼지게 된다. 그런데 만약 우리가 노트북 커버를 닫아 놓았다가 다음 날 아침에 노트북을 다시 열어 보았는데, 아직도 스크린이 켜져 있고, 컴퓨터의 모든 프로그램이 활발하게 작동하고 있었다고 생각해 보자. 그 컴퓨터는 커버가 닫혀 있었지만, 잠이 들지 않고 계속 활동했던 것이다. 마찬가지로 불면증 환자는 비록 눈을 감고 있지만, 그의 뇌는 꺼지지 않은 컴퓨터처럼 계속 활발하게 활동하고 있다고 볼 수 있다.

넷째, 수면 중에도 질 좋은 잠을 자지 못한다. 예를 들어, Non-REM 수면 상태에서 약한 뇌파를 보이고, REM 수면에서도 자주 깨기 때문에 아침에 기상했을 때 개운한 느낌을 받지 못한다. 그 결과 낮 동안의 활동에도 지장을 받게 된다. 이렇게 불면증은 밤뿐만 아니라 낮 시간의 활동에도 영향을 주기 때문에 불면증은 우리에게 24시간 고통을 주는 문제라고 할 수 있다.

이렇게 불면증은 정신적 · 육체적으로 복잡한 요소들이 얽혀서 발생되는 문제이다. 그러므로 약물을 사용해서 뇌를 단순히 진정시킴으로써 수면을 유도해 주는 수면제를 복용하는 것은 좋은 방법이 아니다. 오히려 수면제로 인한 부작용, 약물 내성, 중독의 위험성 때문에 복용하지 않는 것이 좋다.[1]

불면증 치료를 위한 非약물 요법이 개발되었는데, 이 치료법은 위에서 살펴본 불면증을 일으키는 다양한 정신적 문제들을 극복하도록 도와줌으로써 수면제 복용보다 더 효과적인 방법이다.

1 Why We Sleep - unlocking the power of sleep and dreams, Matthew Walker PhD, Scribner, pp 240-246

건강한 수면을 위한 12가지 방법[2]

1. 수면 스케줄을 꼭 지킬 것

▸ 매일 똑같은 시간에 잠자리에 들고, 일어날 것: 예를 들어 주말에 늦잠을 자게 되면 월요일 아침에 일찍 일어나기 힘들어지는 것처럼, 한 번 습관이 생기면 그 뒤에 수면 습관을 바꾸는데 큰 어려움을 겪을 수 있다.

▸ 잠자리에 들어가는 시간에 알람 시계를 맞춰 놓을 것: 우리는 종종 일어날 시간에 알람 시계를 맞춰 놓는 경우가 있는데, 잠자리에 드는 시간에 알람 시계를 맞추는 것을 잊는 경우가 있다.

2. 너무 늦은 시간 운동 피하기

▸ 운동은 수면을 위해서 매우 효과적이지만, 너무 늦은 시간엔 운동하지 않는 것이 좋다.

3. 카페인, 니코틴을 피하라

▸ 커피, 콜라, (카페인이 함유된) 차와 초콜릿을 먹었을 때 흡수된

2 NIH Medline Plus (Internet). Bethesda, MD: National Library of Medicine(US); Summer2012.
Tips for Getting a Good Night's Sleep.
https://www.nlm.nih.gov/medlineplus/magazine/issues/summer12/article/summer12pg20.html

카페인이 몸에서 완전히 빠져나가는 데 8시간이 필요하다. 그러므로 오후 늦게 마신 커피 한 잔은 밤에 수면을 취하는 데 방해가 된다.

- 니코틴 성분은 깊은 수면을 방해할 뿐만 아니라, 흡연자들은 니코틴 금단 증상 때문에 아침에 일찍 잠을 깨게 된다.

4. 잠자리에 들기 전에 술을 피하라

- 알코올이 들어간 음료는 긴장을 풀어 주는 데 도움을 줄 수 있지만, 과도한 알코올 복용은 REM 수면을 방해함으로써 깊은 잠이 드는 것이 힘들어질 뿐만 아니라, 수면 중 호흡을 방해한다. 또한 수면 중에 술이 깰 경우 잠에서도 깨게 된다.

5. 과식을 피하라

- 가벼운 간식은 괜찮지만, 과식은 소화 불량을 일으켜서 수면을 방해할 수 있다.
- 너무 많은 수분 섭취는 잠자는 도중에 소변 때문에 자주 깨어나게 만들 수 있으므로 피하는 것이 좋다.

6. 가능하다면 수면을 방해할 수 있는 약 복용을 피하라

- 심장, 혈압, 천식 치료에 처방되는 약뿐만 아니라 감기, 기침, 알레르기에 사용되는 일반 의약품과 한약 가운데 수면을 방해하는 약이 있을 수 있다. 이런 경우가 의심될 경우 의사 혹은

약사에게 어떤 약이 불면증을 일으킬 수 있는지 문의하고, 복용 시간을 저녁 시간이 아닌 이른 시간으로 변경할 수 있을지 상의하도록 하라.

7. 오후 3시 이후엔 낮잠을 자지 않는다

▸ 낮잠은 밤에 부족한 점을 보충해 줄 수 있지만, 늦은 오후의 낮잠은 밤에 수면을 방해한다.

8. 잠자리에 들기 전에 긴장을 풀어라

▸ 긴장을 풀어 줄 충분한 시간을 갖도록 한다. 책을 읽거나, 음악을 듣는 것은 긴장을 푸는 데 아주 좋은 방법이다.

9. 잠자리에 들기 전에 따뜻한 물에 샤워하기

▸ 샤워를 해서 체온을 떨어뜨리는 것은 잠이 드는 데 도움이 될 뿐만 아니라, 몸의 긴장을 풀어 주는 데 효과적인 방법이다.

10. 어두운 침실, 시원한 침실, 가전제품이 없는 침실

▸ 소음, 밝은 불빛, 불편한 침대, 더운 실내 온도는 수면에 방해가 되므로 침실에서 없애야 한다.

▸ 침실의 실내 온도를 시원하게 유지하는 것이 숙면에 도움이 된다. (섭씨 16~18℃)

▸ TV, 핸드폰, 컴퓨터는 수면에 방해가 되므로 침실에서 치우는

것이 좋다.

- 편안한 매트리스, 베개는 숙면을 취하는 데 도움이 된다.
- 불면증이 있는 사람들은 시계를 자주 쳐다보게 되는데, 시계를 보이지 않는 곳에 둠으로써 언제까지 잠이 들어야 한다는 강박감을 갖지 않도록 한다.

11. 햇볕을 자주 쐴 것

- 낮 시간의 활동은 수면 패턴을 유지하는 데 열쇠가 된다. 매일 최소한 30분 이상은 야외에 나가서 빛을 쐬도록 하는 것이 좋은데, 가능하다면 아침에 일어나서 밝은 아침 햇살을 받는 것이 좋다.
- 만약 잠들기 어려워하는 불면증을 겪고 있다면, 밝은 아침 햇살을 한 시간 이상 쐬고, 잠자기 전에 모든 전등을 소등하는 방법이 효과적이라고 전문가들이 추천한다.

12. 잠이 깬 채로 침대에 누워 있지 말라

- 만약 잠이 들지 않은 채로 20분 이상 침대에 누워 있거나, 불면증에 대한 불안감과 걱정스런 느낌이 들기 시작하면, 다시 졸릴 때까지 침실을 떠나서 다른 방으로 옮겨서 긴장을 풀어 줄 수 있는 활동을 한다. 잠이 들지 못할까 봐 불안해하는 마음은 잠드는 것을 더욱 어렵게 만들기 때문이다.

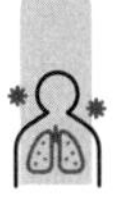

섬유근육통과 근막동통 증후군(MPS)

두 가지 증후군 모두 오랜 기간에 걸쳐서 통증이 계속되고 치료하기 어렵다는 공통점을 갖고 있지만, 분명히 구별되는 차이점을 갖고 있다. 근막동통 증후군은 근육 통증을 주로 나타내는 반면에 섬유근육통은 전신 통증뿐만 아니라, 만성 피로, 수면 장애, 집중력 결핍, 두통, 우울증, 불안증, 과민성 대장 증후군 같은 다른 여러 가지 증상을 함께 앓고 있는 경우가 많다.

먼저 두 가지 증후군에서 나타나는 통증의 차이를 살펴보면, 근막동통 증후군의 경우 근육 손상이나 과도한 근육 사용 때문에 근육을 감싸고 있는 근막이 경직되면서 통증이 나타난다. 그래서 아픈 부위를 손으로 눌러 보았을 때, 심한 통증을 일으키는 압통점(tender point, trigger point)을 찾을 수 있고, 통증은 손상된 근육과 주변에 연결되어 있는 근육에만 한정된다. 반면 섬유근육통의 경우는 근육과 관절 모두에서 통증이 일어날 수 있고, 아픈 부위가 빨갛게 붓는 것 같은 염증 소견이 나타나지 않는다. 또한 통증 부위가 몸 전체에 걸쳐 나타나고, 통증이 한 부위에서 다른 부위로 돌아다니는 느낌이 든다.

섬유근육통과 근막동통 증후군을 구분할 수 있는 중요한 감별점 가운데 한 가지는 섬유근육통은 통증뿐만 아니라, 다양한 증상을 함께 동반한다는 점이다. 섬유근육통 환자들은 아무리 오랜 시간 잠을 자더라도 늘 피곤한 만성 피로, 집중력과 주의력, 기억력 저하와 같이 근막동통 증후군 환자들이 겪지 않는 다양한 임상 증상을 겪는다.[1]

근막동통 증후군 vs. 섬유근육통 중요 차이점[2 3]

구분	근막동통 증후군	섬유근육통
압통점	소수, 국소적으로 분포	다수, 전신에 걸쳐 퍼져 있음
근골격계 통증	부분적인 통증	전신에 걸쳐 나타나는 통증
연관통*	자주 나타남	적게 나타남
피로감	적음	많음
수면 장애	적음	많음
작열감, 따끔따끔, 얼얼한 느낌	적음	많음
두통	적음	많음
과민성 대장	적음	많음
붓는 느낌	적음	많음

* 연관통 - 통증의 원인이 아닌 다른 부위에서 나타나는 통증

1 Dr. Arya Mohabbat, General Internal Medicine, Fibromyalgia and Chronic Fatigue Clinic, Mayo Clinic, Rochester, Minnesota

2 Hans SC, Harrison P. MPS and TP management. Reg Anesth. 1999;22(1):89-101.

3 Chandola HC et al, Fibromyalgia and myofascial pain syndrome-a dilemma. Indian Journal of Anaesth. 2009;53(5):575-81

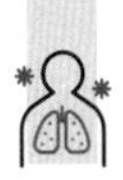

섬유근육통과 복합부위 통증 증후군(CRPS)

복합부위 통증 증후군(CRPS)은 매우 심한 통증, 뼈와 피부에 발생하는 비정상적인 변화, 심한 부종, 부분적으로 나타나는 심한 발한, 가벼운 자극에도 심한 통증을 느끼는 이질통을 증상으로 하는 만성 통증 질환이다. 그리고 섬유근육통은 만성적인 전신 통증, 만성 피로, 수면 장애, 사고력 저하, 그 외에도 다른 여러 가지 증상을 동반하는 질환이다.

섬유근육통과 복합부위 통증 증후군의 증상을 비교해 보면, 섬유근육통은 통증이 전신에 걸쳐 나타나고, 복합부위 통증 증후군에 비해 통증은 다소 약하게 나타난다. 반면 복합부위 통증 증후군은 국소 부위에 나타나면서, 통증은 매우 심하게 나타난다. 또한 섬유근육통은 정신적 충격이 발병과 깊은 관계가 있는 반면에, 복합부위 통증 증후군은 육체적 충격이 발병과 깊은 관계가 있다.

그렇지만 두 질병은 여러 가지 공통점을 갖는데, 피부를 쓰다듬거나 스치는 바람 같은 가벼운 자극에도 통증을 느끼게 되는 이질통(Allodynia)과 약한 자극에도 심각한 통증을 일으키는 통각과민(Hyperalgesia)은 두 질병 모두에서 공통적으로 관찰되는 증상이다. 이 과정에서 말초 신경과 중추 신경에서 나타나는 신경염증[1]과 신경성 염증[2]반응이 두 질병 모두에서 중요한 역할을 한다.[3,4]

최근 미국에서 있었던 한 연구에 의하면, 섬유근육통 환자에게 복합부위 통증 증후군이 발생할 확률이 건강한 대조군에 비해 무려 2배 이상 높았다는 연구 결과가 있었다. 상완에 위치한 뼈인 요골에 골절이 있어서 치료받은 약 85만 명의 환자 가운데 6%정도가 섬유근육통 진단을 받았다고 한다. 연구에선 섬유근육통 진단을 받은 그룹과 섬유근육통 진단을 받지 않은 두 그룹에서 복합부위 통증 증후군 발생 비율을 비교하였다. 그 결과 섬유근육통 그룹에서 1년 이내에 복합부위 통증 증후군이 발생할 확률이 0.51%였고, 요골 골절 치료는 받았지만 섬유근육통은 앓지 않았던 대조군에선

1 신경염증(neuroinflammation): 말초 신경계와 중추 신경계에서 신경 아교 세포(glial cell)가 활성화되면서 염증성 물질인 사이토카인(cytokine)과 케모카인(chemokine)을 분비함으로써 말초 감작과 중추 감작을 일으킨다.

2 신경성염증(neurogenic inflammation): 신경이 활성화되면서 신경전달물질을 분비하고, 혈관을 확장시켜 부종을 일으키는 염증 반응.

3 Littlejohn, G. Neurogenic Inflammation in Fibromyalgia and Complex Regional Pain Syndrome. Nat. Rev. Rheumatol, 4 August 2015

4 Matsuda M. et al, Roles of inflammation, neurogenic inflammation, and neuroinflammation in pain. J Anesth. 2019 Feb;33(1):131-139.

0.20%에서만 복합부위 통증 증후군이 발생하였다.

아직까지 섬유근육통과 복합부위 통증 증후군에 어떤 연관 관계가 있는지 정확히 밝혀내진 못했지만, 이번 연구 결과에선 섬유근육통 환자에게 복합부위 통증 증후군이 발생할 확률이 대조군에 비해 2배 정도 높았음을 알려준다. 그러므로 섬유근육통 환자들은 복합부위 통증 증후군 발생을 조심하고, 주의를 기울일 필요성이 있다고 연구자들은 강조했다.[5]

실제로 섬유근육통 환자 가운데 복합부위 통증 증후군이 발병해서 두 가지 질병을 동시에 앓고 있는 경우를 가끔 볼 수 있다. 두 질병의 관계에 대해 많은 연구가 이뤄지진 않았지만, 앞에서 살펴본 바와 같이 두 질병 모두 말초 신경과 중추 신경에서 신경염증이 발생한다는 점, 남성보다 여성에게서 많이 발생한다는 공통점(섬유근육통 남:녀=1:9, CRPS 남:녀=1:4)이 있다. 아직까지 복합부위 통증 증후군의 정확한 원인은 알려지지 않았지만, 많은 학자들은 혈액순환 · 통증 · 온도를 조절하는 신경계에 발생한 염증이 원인일 거라 추측하고 있다. 그럼 어떤 과정을 거쳐 이렇게 신경계에 염증이 발생하게 되는 걸까?

복합부위 통증 증후군은 손목, 발목에 인대 손상 같은 가벼운 외상이 발생했을 때 혹은 손, 발, 팔, 다리 수술 후유증으로 시작되

5 Lipman et al, Fibromyalgia as a Predictor of Complex Regional Pain Syndrome After Distal Radius Fracture. Hand (N Y). 2019 Jul;14(4):516-522.

는데, 정상인의 경우 이런 외상은 어느 정도 시간이 지나면 상처가 회복되면서 통증도 없어진다. 그러나 평소 혈액 순환이 잘 되지 않아 상처 회복 능력이 현저하게 저하되어 있는 사람들에게는 발병 초기에 투여한 약물(소염진통제)이 상처 회복 능력을 심각하게 저해하게 되는데,[6] 이런 영향 때문에 상처받은 조직이 회복되지 못한 상태로 그냥 남아 있게 되면, 인체는 더욱 강한 염증과 통증을 일으킴으로써 자연 치유 과정을 밀어붙인다. 이때 발생하는 염증과 통증을 더 강한 소염진통제로 또다시 억누르게 되면, 인체는 이런 방해에 맞서 더욱더 강한 염증과 통증을 일으킴으로써 상처받은 조직의 복구 · 재건 과정을 계속해서 밀어붙이게 된다.

결국 계속되는 강한 통증은 말초 신경과 중추 신경계를 감작(sensitization)시키고, 신경계에 염증을 일으킴으로써 극심한 통증(Hyperalgesia)과 이질통(Allodynia)을 일으킨다. 특히 이런 현상들은 인체의 상처 회복 과정이 강하게 작용하는 발병 초기 6개월 사이에 심하게 나타나는데, 상처 부위에 심하게 열감이 느껴지면서 붓고, 아프며, 땀이 많이 나고, 피부 색상, 털, 손톱, 발톱에 변화가 오며, 근육 경련과 관절 통증이 나타난다. 그렇지만 이런 악순환이 6개월 이상 경과하면서 자연 치유 과정이 급격하게 약화되기 시작하면 병의 양상이 급격하게 변화되는데, 피부는 위축되고, 차가

6 Take a pass on the Advil - swelling may help you heal, by Alex Hutchinson, The Globe and Mail Published November 22, 2010

워지며, 근육 위축과 관절이 굳어지는 증상이 나타나기 시작한다.

이런 상황을 예를 들어 생각해 보자. 당신이 사과를 깎다가 잘못해서 과도에 손가락을 베었다고 가정해 보자. 대부분의 사람들은 통증과 염증 때문에 붓고 아프고 열이 나는 손가락에 밴드를 붙이고, 상처가 완전히 회복될 때까지 물에 닿지 않도록 조심한다. 그러면 인체는 통증과 염증이라는 자연 치유 능력을 사용해서 손상된 부위에 남아 있던 죽은 조직을 제거하고, 새로운 조직으로 대체함으로써 칼에 베인 상처를 깨끗하게 복구한다. 상처가 회복되면 그동안 붓고 아팠던 염증과 통증은 저절로 사라진다.

그런데, 당신은 칼에 베인 손가락을 매일 얼음물에 담가 상처가 회복되는 것을 일부러 지연시켰다고 가정해 보자. 상처가 아물지 못해 상처 회복이 지연되면, 손상된 조직은 치료를 위해 계속해서 염증과 통증을 일으킬 것이고, 그 결과로 손가락은 퉁퉁 붓고, 열이 나고 계속해서 쓰리고 아플 것이다. 당신이 손가락을 얼음물에 더 열심히 담가 손상된 조직의 회복이 지연되면 지연될수록 염증과 통증은 점점 더 심해질 것이다. 발병 초기엔 상처 주변에 분포한 말초 신경에서만 염증과 통증이 일어나겠지만, 시간이 흐른 뒤엔 척수와 뇌를 포함한 중추 신경계까지도 염증과 통증의 영향을 받게 되고, 그에 따라 당신이 실제로 체감하게 되는 통증은 손상된 손가락에서 느껴지는 통증에 중추신경계에서 발생한 염증이 일으키는 통증까지 더해지면서 극심한 통증을 느끼게 된다.

처음 6개월까지는 이런 악순환이 되풀이되면서 강한 염증과 통증이 계속 나타나겠지만, 6개월 이상 경과되면 손가락 상처는 여전히 아물지 않아서 통증은 계속되겠지만, 염증 반응은 초기보다 약해지면서 상처에 있었던 부종이나 열감은 가라앉게 되고, 말초 혈관의 혈액 순환은 더욱 나빠지면서 피부는 차갑게 변하고, 통증 때문에 그동안 거의 사용하지 않았던 손가락, 손, 팔목 근육은 약해져서 위축되고, 활동을 거의 하지 않았던 탓에 손가락과 손목 관절은 굳어져 버릴 것이다.

그렇다면 왜 일부 사람들에게만 이런 현상이 발생하는가? 섬유근육통과 마찬가지로 체질적인 이유로 평소에 말초 혈관 혈액 순환이 잘 되지 않는 사람들에게 복합부위 통증 증후군이 발생할 가능성이 높다고 본다.

수술 뒤 상처 회복은 수술 부위에 있는 말초 혈관에 얼마나 혈액 순환이 잘되는지에 따라 결정된다[7]는 연구 결과에서처럼 상처 회복은 말초 혈액 순환이 얼마나 잘되는지 여부와 밀접한 관련이 있다. 섬유근육통을 앓고 있는 사람들은 이미 말초 혈관 혈액 순환이 심하게 저하되어 있는 상태이기 때문에 정상인보다 복합부위 통증 증후군이 발생할 확률이 2배 이상 높게 나타난다고 생각된다.

7 Itay Bentov et al, Anesthesia, Microcirculation and Wound Repair in Aging, Anesthesiology. 2014 Mar; 120(3): 760-772.

에필로그

온몸이 아프고, 몸에 힘이 쫙 빠진 것 같은 피로감이 느껴지고, 수면 장애, 우울증과 불안증을 겪기 시작했는데, 찾아가는 병원마다 검사에선 별다른 이상을 발견하지 못한다. 혹시 다른 병원에선 알까 싶어서 이 병원 저 병원을 찾아다니고 이런저런 치료를 받아 보는데, 통증과 피로감은 개선되기는커녕 점점 더 심해져만 간다. 만약 누군가 이런 상황을 한두 달간만이라도 경험해 본다면 그 시기는 끔찍한 악몽으로 기억될 것이다.

한 연구에 의하면 섬유근육통 환자들은 진단을 받기까지 대개 5년 정도의 시간이 걸린다고 한다. 한두 달만 경험해도 끔찍했을 텐데 섬유근육통 환자들은 무려 5년이란 긴 고통을 겪고 나서야 비로소 섬유근육통이란 진단명을 손에 받아 쥐게 된다. 그런데 진단을 받고 난 뒤에도 병명과 진통제 종류만 바뀌었을 뿐 진단을 받기 전과 비교해서 달라진 건 크게 없다. 오히려 "섬유근육통은 나을 수 있는 병이 아니니, 평생 통증 조절을 하면서 살라."는 의사의 설명은 그동안 품고 있었던 일말의 희망까지도 빼앗아 가 버리는 것 같아 한없는 절망감이 느껴진다.

이렇게 대부분의 섬유근육통 환자들은 오랜 기간 동안 참기 힘든 육체적인 고통을 겪어 왔을 뿐만 아니라, 병이 나을 수 없을 거라는 두려움과 염려에서 오는 정신적인 고통까지도 인내해야만 했다. 이런 섬유근육통 환자들의 고통을 지켜보는 것은 내 마음을 너무 아프게 했고, 이 책을 쓰도록 결심하게 만든 가장 큰 원동력이 되었다.

내가 보는 섬유근육통은 근육에 혈액 소통이 심각하게 저하되면서 만성 통증과 만성 피로가 발생하는 심각한 혈액 순환의 문제이다. 실제로 임상에서도 섬유근육통 환자의 혈액 순환을 활발하게 개선해 주면, 만성 통증과 만성 피로감이 빠르게 개선되는 모습을 어렵지 않게 관찰할 수 있었다.

똑같은 돼지고기를 먹었을 때, 어떤 사람은 소화를 잘 시키는 반면 어떤 이는 매번 소화 불량을 경험한다. 사람마다 지닌 소화 능력의 차이, 즉 체질의 차이 때문이다. 마찬가지로 우리가 똑같은 정신적 · 육체적 스트레스를 겪을 때 혈액 순환이 과도하게 항진되는 사람이 있고, 반대로 혈액 순환이 지나치게 저하되는 사람도 있다. 이것 역시 사람마다 지닌 혈액 순환 능력의 차이, 즉 체질의 차이 때문이다.

한의학에선 사람마다 타고난 체질이 다르다고 알려 준다. 또한 각각의 체질이 겪을 수 있는 질병과 그 질병을 이겨 낼 수 있는 다양한 방법도 알려 준다. 체질 의학은 세계에서 유일하게 우리들만 갖고 있는 우리 민족의 위대한 문화유산이다.

중국이 한의학의 원조이며 오랜 기간 동안 엄청난 의학적 경험을 축적해 오면서 한의학을 발전시켜 왔다면, 우리의 체질 의학은 지난 수천 년 동안 중국 한의학이 해답을 찾지 못해 늘 고민해 왔던 "똑같은 병을 앓아도 왜 사람마다 나타나는 증상이 다를까?", "똑같은 증상에 똑같은 약을 썼는데, 왜 어떤 사람은 낫고, 어떤 사람은 죽는가?" 하는 문제들에 대해 명쾌한 해답을 알려 줬는데, 그것은 사람마다 각자 다른 체질을 갖고 있기 때문이다.

마찬가지로 오늘날 서양의학이 해결책을 찾지 못해 미스터리한 질병이 되어 버린 섬유근육통에 대해서도 우리의 체질 의학은 병의 원인이 무엇이고, 왜 일부 사람만이 그 병에 걸리는지, 그 병의 해결책은 무엇인지 알아낼 수 있는 통찰력을 우리에게 주고 있다.

사실 섬유근육통 연구 초기에 몇몇 과학자들은 섬유근육통 환자의 근육 상태를 조사해 보고서 섬유근육통 환자의 근육에서 일어나는 통증과 피로의 원인은 근육 내 말초 혈관 혈액 순환 저하로 인해 발생하는 근육 내 산소 공급 저하라는 점을 정확하게 지적하였다. 그렇지만 환자를 직접 치료하는 의사들은 치료의 초점을 혈액 순환 개선이 아닌 통증을 없애는 데 집중함으로써 섬유근육통 연구의 중심은 자연스럽게 혈액 순환 문제를 떠나서 통증과 염증으로 옮겨갔다고 생각된다. 그 이후 수십 년간에 걸친 연구는 우리에게 섬유근육통 환자들이 겪는 극심한 통증과 염증에 대해 세세하고 깊은 지식은 갖게 해 주었지만, 섬유근육통이 발생하는 근본 이유와 해결책에 대해선 아직까지도 그 답을 알려 주지 못하고 있다.

통증과 염증은 체내에 발생한 문제점을 해결하기 위해 인체가 사용하는 중요한 방어 기재이자 자연 치유를 위해 필수적인 도구이다. 물론 통증과 염증이 지나치게 과도해지면 도리어 인체에 악영향을 끼치면서 더욱 극심한 통증과 피로감을 유발하게 된다. 이런 과도한 통증과 염증은 섬유근육통 환자가 발병 초기에 올바른 치료를 받지 못하고 오랜 시간 동안 방치되었거나 혹은 잘못된 치료를 받는 동안 몸 상태가 더욱 나빠져 이차적으로 발생되는 문제일 뿐이지, 과도한 통증과 염증이 섬유근육통의 근본 원인이라고 볼 수는 없다.

장작불이 활활 타고 있으면, 연기가 피어난다. 타오르는 불이 원인이면, 피어오르는 연기는 결과물이다. 뭉게뭉게 피어오르는 연기를 없애도 불은 절대 꺼지지 않는다. 결과를 없앤다고 원인이 없어지지 않기 때문이다. 원인을 제거하지 않는 한 언제든지 다시 재발하기 때문이다.

마찬가지로 섬유근육통의 원인은 근육의 극심한 혈액 공급 부족이다. 통증과 염증은 인체가 그 해로운 영향으로부터 벗어나기 위해 기울이는 노력이며, 자연 치유 과정에 따른 결과물이다. (통증과 염증을 완전히 없애는 것은 죽기 전에는 불가능한 일이지만) 만약 기적적인 방법으로 통증과 염증을 완벽하게 없앤다 하더라도, 극심한 혈액 순환 저하라는 근본 원인이 해결되지 않는 한 섬유근육통은 반드시 재발될 수밖에 없다. 이것이 바로 통증과 염증을 없애려는 서양 의학의 노력이 섬유근육통을 치료하지 못하는 이유이다.

섬유근육통 환자의 근육에 혈액 순환을 원활하게 만들어서 섬유근육통의 근본 원인을 치료하기 시작하면, 과도하게 가열되었던 통증과 염증은 저절로 감소되기 시작하고, 결국엔 모두 사라진다. 타오르던 불을 끄면, 피어오르던 연기도 저절로 없어지는 것과 같은 이치이다. 이것이 바로 우리가 병의 결과인 통증과 염증을 치료하는 것이 아니라, 병의 근본 원인인 극심한 혈액 순환 장애를 치료해야 하는 이유이다.

이 세상 어디에도 완벽한 의학은 없다. 모든 종류의 의학은 자기가 잘하는 것과 못하는 것의 차이만 있을 뿐이다. 섬유근육통이라는 냉장고를 두고서 서양 의학은 냉장고의 뒷부분을 보고 있다. 복잡한 전선과 부품들이 눈에 보이지만 막상 냉장고를 열 수 있는 문을 보지 못하고 있다. 반면에 한의학은 냉장고 앞부분을 바라보고 있다. 손을 내밀어 문을 열면 된다. 섬유근육통에 있어서만큼은 한의학이 더 쉽게 섬유근육통을 이해하고 치료할 수 있는 위치에 있다는 얘기이다.

나는 이 책을 통해 섬유근육통에 도움이 되는 치료 방법을 여러 가지 소개하였다. 그 가운데 다시 강조해도 지나치지 않은, 가장 효과적인 두 가지 치료 방법은 바로 사우나(찜질방)와 운동이다. 간혹 섬유근육통 환자가 복용하던 진통제를 모두 끊고, 이를 악물고 열심히 운동해서 섬유근육통을 이겨 냈다는 소식을 종종 들을 수 있다. 과장이 아닌 실제 일어나는 일이다. 이제 이 책을 읽은 독자

분들은 진통제를 중단하고, 열심히 운동한 분들이 어떻게 난치병인 섬유근육통을 이겨 냈는지 그 비밀에 대해 이해할 수 있을 것이다.

오랜 기간 복용했던 진통제를 중단하는 일은 정말 힘든 결단이었을 것이다. 진통제 복용을 중단하게 되면 그동안 진통제에 의해 억눌려 있던 통증 신호가 되살아나면서 원래 통증보다 더 심한 통증과 염증이 나타날 수 있다. 더구나 마약성 진통제를 복용했던 분이라면 금단 증상까지 겪게 되면서 정말 힘든 시기를 맞게 된다. 이 시기를 극복하는 데 소요되는 시간은 개인에 따른 차이가 있지만, 모두에게 공통적으로 적용되는 사실은 사우나(찜질방)와 운동을 열심히 하면 진통제 후유증을 빨리 극복하는 데 큰 도움을 받을 수 있고, 또한 전체 치료 기간을 단축시킬 수 있다는 점이다. 섬유근육통 증상이 경미하고 진통제 복용을 많이 하지 않았던 경우라면, 사우나(찜질방)와 운동만으로도 좋은 효과를 거둘 수 있다.

이 책을 통해 섬유근육통 치료에 효과적인 보조제 몇 가지를 소개하였지만, 한약재에 대해선 언급하지 않았다. 서양 의학에선 같은 병에는 남녀노소, 체질 구분 없이 같은 약을 처방한다. 그러나 한의학에선 각각의 체질에 맞는 한약재가 따로 구분되어 있다. 나에게 약이 되는 한약재가 다른 사람에겐 건강을 해치는 독이 될 수 있기 때문에, 반드시 체질을 정확하게 진단한 이후에 그 체질에 맞는 한약과 생활 방법을 처방받아야 한다. 한약의 잘못된 사용을 막기 위해서 이 책에선 개별 한약재 대해 소개하지 않았다. 섬유근육통을 올바로 치료하기 위해선 꼭 자격 있는 한의사의 진찰을 받은 뒤에 자신에게 알맞는 한약재를 처방받는 것이 바람직하다.

이 책에선 섬유근육통 환자에게 처방되는 양약에 대해 언급하지 않을 수 없었다. 왜냐면 대부분의 섬유근육통 환자들은 병원에서 양방 치료를 받고 있기 때문에 본인들이 복용하고 있는 양약이 자신의 몸속에서 어떤 작용을 하고, 또한 장기간의 양약 복용이 나중에 어떤 부작용을 일으킬 수 있는지에 대해 환자로서 알 권리가 있다고 생각했기 때문이다.

양약의 부작용에 대해 언급하는 일은 향후에 큰 논쟁을 촉발할 수 있는 예민한 문제이기 때문에 매우 조심스럽게 다뤄야만 했다. 그래서 책을 준비하는 기간 동안 가장 오랜 시간이 소요된 부분이기도 하다. 양약과 관련된 내용의 대부분은 국내외 여러 서적과 학술지 및 연구 논문을 근거로 하였고, 자료의 출처를 명기함으로써 내용의 신뢰성을 높이려고 노력하였다. 섬유근육통 치료 양약에 대해 그동안 숨겨져 왔던 진실을 드러냄으로써 독자들이 스스로 올바른 결론에 도달할 수 있도록 함께 추리해 나가는 방법으로 내용을 전개하였다.

지난 10여 년간 이뤄진 장내 미생물 연구의 놀라운 발견은 그동안 상상도 못했던 진실을 우리에게 알려 주었다. 특히, 장내 미생물이 우리 뇌의 건강과 밀접한 관련을 맺고 있다는 사실은 경이롭기까지 하다. 예를 들어 락토바실러스 카세이(L. casei), 락토바실러스 람노수스(L. rhamnosus) 같은 장내 세균은 뇌에 작용해서 스트레스를 풀어 주고 우울증을 완화해 주는 효과가 있고, 락토바실러스

브레비스(L. brevis), 락토바실러스 가세리(L. gasseri) 같은 장내 세균은 수면의 질을 높여서 수면 장애를 치료하는 작용이 있다는 소식은, 비록 동물 실험에서 얻어진 결과지만, 향후에 우리가 장내 미생물을 이용해서 우울증, 불안 장애, 불면증을 효과적으로 치료할 수 있다는 새로운 가능성을 열어 주었다.

몇 년 전까지만 해도 나는 장내 미생물에 대해 아무런 관심도 지식도 없었다. 그러던 중 캐나다에서 닥터 윌리엄 섀넌(Dr. William Shannon)을 만나 장내 미생물의 놀라운 의학적 가능성에 대해 처음 들었다. 처음에 나는 마음속으로 웃으면서 그의 말을 한 귀로 듣고 한 귀로 흘려보냈다. 그렇지만 닥터 윌리엄 새넌이 건네준 장내 미생물에 대한 논문을 계속해서 공부해 보고, 우울증 환자들에게 프로바이오틱스를 사용했을 때 자신이 경험한 놀라운 효과를 자세하게 알려 주는 그분의 치험례를 들으면서 장내 미생물의 의학적 효과에 대해 서서히 눈을 뜨기 시작했고, 드디어 이 책에 섬유근육통에 적용할 수 있는 유망한 치료 방법의 한 가지로 소개하기에 이르렀다.

평생을 정신과 의사로 활동했지만, 스스로 심한 우울증을 앓고 있던 한 체코 여자 환자가 프로바이오틱스 복용으로 우울증이 호전되고서 프로바이오틱스가 우울증 치료에 이렇게 효과가 좋을지 전혀 몰랐었다는 얘기를 자신에게 했다며 얼굴에 가득 미소를 띄우며 말하던 윌리엄 섀넌의 모습이 아직도 기억에 생생하다. 이 책의 지면을 빌려 자신의 소중한 지식과 경험을 아무런 대가 없이 아낌없이 나눠 준 그분의 관대함에 깊은 감사의 말을 전하고 싶다.

내 인생을 돌아보면 정말이지 나는 좋은 분들을 만나는 큰 축복을 많이 누린 것 같다. 어리석었던 필자에게 한의학이라는 어려운 학문을 올바로 이해할 수 있도록 기초부터 가르쳐 주고 이끌어 주셔서, 오늘날 이렇게 섬유근육통에 대해 잘 이해할 수 있도록 튼튼한 의학적 기반을 놓아 준 존경하는 선배인 원정연 원장님과 김선규 원장님께 마음속에서 우러난 깊은 감사를 드리고 싶다.

서울에서의 병원 근무 때문에 캐나다에 있는 가족과 떨어져서 혼자 생활했던 지난 몇 개월 동안 나는 내 인생에서 가장 소중한 것이 무엇인지 다시 한 번 깊이 깨달았는데, 바로 나의 가족이었다. 나의 소중한 아내 은주, 믿음직한 아들 승제와 사랑스런 딸 민주에게 진심으로 사랑한다는 말을 전하고 싶다.

2020년 7월

수락산 자락에서 조 용 건